옥수수의 습격

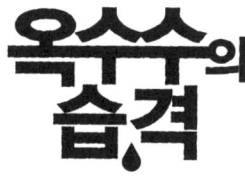

초판 1쇄 인쇄	2011년 12월 5일
초판 1쇄 발행	2011년 12월 15일

지은이	유진규
펴낸이	정재면
펴낸곳	황금물고기
디자인	남상원
출력	으뜸애드래픽
인쇄	천일문화사
등록	2003년 12월 5일 제 313-2003-000375호
주소	140-845 서울시 용산구 원효로1가 54-7 2층
문의전화	02-326-3336 팩스 02-325-3339
e-mail	egoldfish@naver.com

ⓒ 2011 유진규
ISBN 978-89-94154-14-5 13300

- 이 책의 판권은 지은이와 황금물고기에 있습니다.
- 이 책은 저작권법에 따라 보호받는 저작물이므로 무단 복제를 금지하며,
  이 책 내용의 전부 또는 일부를 이용하려면 반드시 저작권자와 황금물고기의 서면 동의를 받아야 합니다.
- 황금물고기는 저작권법에 해당하는 사항을 준수합니다.
- 책값은 뒤표지에 있습니다.

내 마음의 도서관 황금물고기
황금물고기는 독자 여러분의 참신한 기획과 원고를 기다리고 있습니다.

먹거리에 대한 통념을 뒤엎는 놀라운 기록!

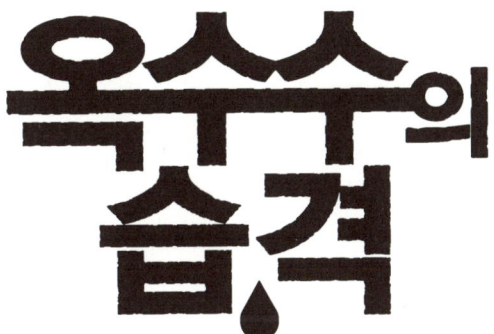

유진규(SBS 다큐멘터리 PD) 지음

황금물고기

contents

들어가는 말 8

1 기적의 버터

두 가지 의문 16 | 버터광 지미 무어 19 | 아무 버터나 먹는 게 아닙니다 24 | 기적의 열쇠, 오메가-3 26 | 버터를 먹고 살을 뺀 사람들이 수백 명이라고요? 28 | 왜 요즘 버터는 딱딱하죠? 30 | 비결은 풀이었다 34 | 버터를 살려낸 대머리 박사님 37

2 닭은 부리로 계란을 만든다

그녀와의 멋진 점심식사 42 | 그리스 달걀과 미국 달걀 44 | 크레타 섬의 비밀 46 | 영양결핍 상태의 아이들 48 | 프렌치 패러독스와 가스코뉴의 역설 50 | 풀을 먹여 키우는 프랑스 토종닭 53

3 생명은 오메가-3 지방산을 선택했다

오메가 지방산이 도대체 뭐죠? 58 | 생산용 VS 저장용 59 | 오메가-3에 열광하는 철인3종경기 선수 61 | 구석기인처럼 먹어라 63 | 태초의 청사진과 오메가-3 66 | 생명의 속도 68 | 세포막 전쟁터에서는 지금 무슨 일이 벌어지고 있는가? 70 | 세포의 가속 페달 DHA 71 | 가을나라 다람쥐 73 | 평화유지군 EPA 75

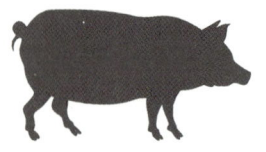

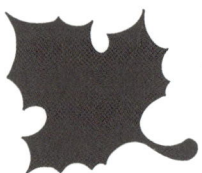

4 악마의 시소, 문제는 균형이다

오메가-6를 먹고 자라는 암세포 78 | 오메가-6는 심장의 적이다 80 | 염증 반응과 지방산 균형 83 | 비만의 원인, 오메가-6 85 | 지방산 균형과 정신건강 90

5 이누이트는 풀을 먹는다

이누이트에 심장병이 없는 이유 98 | 이누이트는 풀을 먹는다 104 | 먹이사슬을 보라 105

6 옥수수 먹이사슬

옥수수 만능시대 108 | 옥수수 산 109 | 사육장의 소들이 슬픈 까닭은? 113 | 당신이 소라면 옥수수를 먹고 싶겠습니까? 115 | 옥수수는 '아픈 소'를 만든다 117 | 나쁜 기름으로 가득한 고기 119 | 세계를 뒤덮은 피드롯 122 | 들판에 꽃들은 지고 126 | 옥수수가 선택받은 까닭은 스피드 128 | 돼지도 닭도 옥수수를 먹는다 129 | 우리는 옥수수를 얼마나 먹고 있나? 132 | 미국산 옥수수를 먹는 한국의 가축들 135

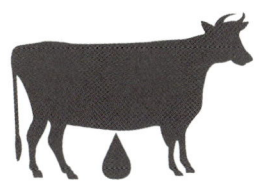
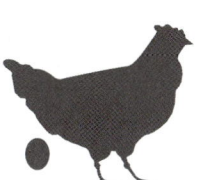
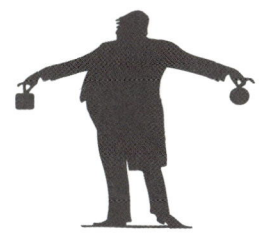

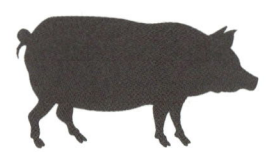 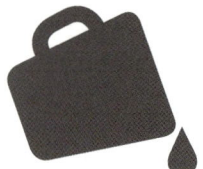 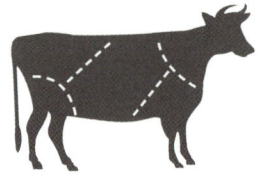

7 기름진 음식도 건강할 수 있다

소치는 심장 전문의 애슐리 박사 138 | 소고기를 먹고 새 생명을 얻은 사나이 142 | 요리전문가가 된 천식 환자 144 | 방목한 소고기가 더 부드럽다 147 | 스탠리의 질병을 치유한 것은 소고기의 무엇일까? 149 | 나사(NASA)가 인공식품을 포기한 이유는? 149 | 환원주의 영양학의 한계 151 | 옥수수로 만든 비타민은 비타민이 아니다 154 | 풀의 결핍 156 | 슈미트 박사의 당뇨 실험과 CLA 158

8 로밀크 신드롬

우유 먹고 알레르기를 고쳤어요 162 | 암을 이기는 우유 165 | 로밀크란 무엇인가? 168 | 살아 있는 효소가 없다는 것은? 172 | 로밀크에 열광하는 사람들 174 | 우유가 독이 된 사연 177 | 술공장 우유 181 | 파스퇴르의 승리와 우유의 패배 186 | 로밀크의 희망 189

9 오메가-6 식용유의 폭격

아이젠하워 대통령의 콜레스테롤 걱정 192 | 지질가설은 옳은가? 193 | 포화지방은 죄가 없다 195 | 지질가설은 왜 폭주기관차가 되었나? 199 | 진짜 범인은 식물성 기름이었다 201 | 슬픈 마가린 실험 202 | 실패로 끝

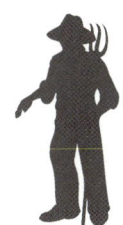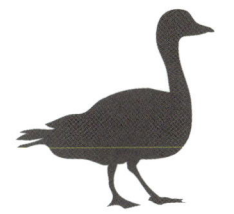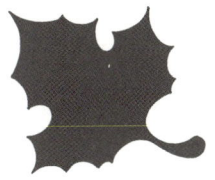

난 콜레스테롤과의 전쟁 205 | 이상한 피시버거 207 | 식물성 식용유에 환호한 산업 209 | 좋은 기름과 나쁜 기름 212

10 콜레스테롤을 낮추는 소고기

세상에서 가장 행복한 실험 218 | 축산농가의 현실 220 | 압도적인 오메가-3가 필요하다 223 | 멕시코의 지혜, 치아 224 | 옥수수밭의 들깨 228 | 오메가-3 강화사료의 탄생 230 | 놀라운 소고기 실험 231 | 소들의 편에서도 오메가-3 강화사료가 좋았을까? 233

11 잡초를 사랑하는 농부들

풀 먹는 돼지 236 | 산속의 돼지농장 238 | 유정란 농장 240 | 소와 초원의 공생 242 | 옥수수로 대체된 초원의 생물학적 다양성 246 | 옥수수와 흙의 위기 248 | 환경위기와 육식문화 251 | 행복한 소 255

12 육식문화를 위한 제언

채식 대 육식, 선택은? 258 | 승자의 식탁 259 | 풀을 기반으로 한 육식문화를 위하여 262

참고문헌 264

들어가는 말

얼마 전에 한 방송사에서 현미밥과 채소만 먹으라는 프로그램이 방송되었다. 우유가 건강에 나쁘다는 책도 나왔다. '달걀에는 두 가지 문제가 있는데 하나는 노른자고 하나는 흰자다'라는 말을 늘 달고 사는 영양학자도 있다. 콜레스테롤과 지방을 겨냥한 이런 맹공격은 '동물성 식품은 무조건 나쁘다'라는 생각을 우리들에게 주입했다. 이런 영양학적 정보가 맞을지도 모르지만 맛있는 음식을 먹지 못하게 막는 것은 일상의 행복을 앗아가는 일이며 그래서 잘 지켜지지도 않는다.

먹는 즐거움이 큰 음식들이 몸에 좋은 음식이 될 수는 없는 것일까? 맛있으면서도 생태계에 부담을 주지 않는 음식은 없는 것일까? 삼겹살, 우유, 계란, 버터, 치즈, 등심 등등 즐거움을 주는 이런 음식들을 정녕 떠나보내야만 한단 말인가?

동물성 지방을 향한 영양학적 공격에 프랑스인들이 반격을 가하고 나섰다. 프랑스인들은 버터를 좋아한다. 프랑스 요리에서 가장 중요한 것 세 가지는 첫째 버터, 둘째도 버터, 셋째 역시 버터라는 속담이 있을 정도로 버터는 프랑스 음식의 핵심재료다. 그런데 콜레스테롤 신화에 떠밀려 버터를 못 먹게 된 프랑스인들이 늘어나자(의사들이 심혈관계 환자들에게 버터와 치즈를 금하고 식물성 기름을 처방했다.) 프랑스 농공학자 피에르 베일은 버터의 구성성분을 연구하기 시작했다. 2006년 피에르 베일은 버터 그 자체가 나쁜 것이 아니라 버터를 만드는 소에게 무엇을 먹였느냐에 따라 버터의 성분이 180도 바뀐다는 사실을 발견했다.

  이로써 버터에 면죄부가 내려졌고 피에르 베일은 먹어도 콜레스테롤 수치가 올라가지 않는 버터를 생산해 냈다. 그가 발견한 기적의 버터를 만드는 방법은 너무나도 단순했다. 옥수수가 주성분인 곡물사료 대신 소에게 풀을 먹였을 뿐이다. 1960년대를 기점으로 프랑스의 소들은 풀과 건초 대신 옥수수사료를 먹게 되었다. 옥수수가 소고기와 우유의 성분을 바꾸어 놓았던 것이다.

1970년대 이후 전 세계의 여물통(소고기, 우유, 치즈, 버터)과 모이통(닭고기, 계란)이 옥수수 알곡으로 채워지면서 우리도 모르는 사이 우리들 자신의 섭생이 바뀌었다. 옥수수 지방을 먹게 됨으로 인해 우리들의 몸과 마음이 병들고 있었다. 연구자들은 가축을 통한 옥수수의 섭취가 비만, 심장병, 고혈압, 알레르기, 불임, 폭력성 증가 등으로 나타나고 있다고 경고한다. 우리는 옥수수의 습격을 받고 있는 것이다.

SBS스페셜을 통해 방송된 〈옥수수의 습격〉을 제작하기 전까지 나는 옥수수에 많다는 오메가-6 지방산이 무엇인지 전혀 몰랐다. 나는 과학자도 아니고 의사도 아니며 영양사도 아니다. 그저 건강문제에 관심이 많은 방송 PD로서 20년 넘게 닦아온 취재력과 타고난 호기심을 발휘하여 잃어버렸던 영양학의 퍼즐 한 조각을 찾아들고 전체적인 그림을 짜맞추려고 시도했을 뿐이다. 전체적인 그림의 얼개가 눈에 들어오자 나는 발견한 것을 프로그램으로 만들기 위해 밖으로 뛰어나왔다.

구석기 시대 인류의 영양을 연구하는 학자들에 의하면 우리의 몸은 구석기 시대 우리 조상들의 그것과 별반 다르지 않다. 1만 년의 시간은 유전자에게는 잠깐일 뿐이다. 1만 년 전 농경사회 이전의 인류가 살던 주거지역으로 돌아가면 어떤 풍경을 보게 될까?

5월, 오색영롱한 주변 풍경은 오늘날 우리가 '생태계의 다양성'이라는 말로 부를 만한 것이다. 그런데 봄날의 풍경은 차츰 변해갔다. 곡물재배와 더불어 특정 지역에서는 특정 작물만 키우면서 풍경은 점차 단조로운 모습으로 바뀌어갔다. 여러 세대를 거치면서 점차 우리 밥상에서 자취를 감추어버린 곡식과 채소도 적지 않다. 닭장과 외양간도 사정은 다르지 않아서 기르는 가축의 종류도 점점 줄어들었다. 요즘은 농촌에서도 기장과 조를 구별할 수 있는 사람이 거의 없다. 거위나 토끼를 기르는 농가도 찾기 힘들다.

그래도 이 정도는 참을만하다. 결정타는 가축사료의 단순화였다. 가축에게 먹이는 사료가 옥수수로 단일화되면서 우리 몸과 들판의 생물학적 다양성을 연결해 주던 소중한 먹이사슬이 끊어져 버렸다. 옥수수를 먹인 소고기에는 풀을 먹인 소고기에 비해 오메가-3 지방산과 비타민, 그리고 여러 가지 항산화물질이 아주 조금밖에 들어 있지 않다. 초식동물들은 사람들이 먹을 수 없는 다양한 풀들을 먹고 소화시킨다. 산과 들의 나무와 풀 가운데 우리가 식용으로 삼고 있는 것은 극소수에 지나지 않는다. 우리는 가축을 통해서 초원과 산림의 생물학적 다양성을 향유하고 있었다. 그런데 가축사료로 옥수수만을 먹이면서 우리는 스스로 그 소중한 마지막 고리를 끊어 버린 것이다.

 미국 아이오와 주의 끝없는 옥수수밭은 수천 종의 풀들이 자라는 초원과 구릉과 숲이었다. 인디언들로부터 그 벌판을 인수한 백인들도 1960년대까지는 그곳에서 여러 가지 작물을 키우며 소와 닭들을 방목했다. 5월이면 갖가지 색들의 들꽃이 피어나고 여러 종의 과일나무들이 꽃을 피우던 곳이다. 그러나 지금 이 대평원은 드넓은 옥수수밭으로 변했다. 하루아침에 사라져버린 들판의 생물학적 다양성이 우리 몸에 나쁜 영향을 주고 있지 않다면 오히려 이상하지 않은가?

초원과 우리를 연결하던 고리가 끊어지면서 가장 결핍된 영양소는 오메가-3 지방산이다. 그 대신 옥수수사료를 통해 오메가-6 지방산 섭취가 크게 증가했다. 오메가-3와 오메가-6 지방산은 세포의 대사를 조절하는 중요한 물질이다. 우리는 음식을 통해서 오메가-3와 오메가-6를 공평하게 섭취해야 한다. 그러려면 우리를 둘러싼 생태계가 조화롭고 균형 잡힌 상태로 유지되어야 한다.

오메가-3 지방산 결핍과 오메가-6 지방산 과잉의 문제는 세포막의 분자생물학적 차원에서 시작해 인류의 진화사를 거쳐 현대의 농업정책에 이르기까지 우리의 삶을 구성하고 있는 다양한 층위에 얽힌 복잡한 이야기이다. 이 책을 쓰면서 이런 이야기의 난맥으로 난감했다. 결국 오메가-3 지방산이 발견되고 이해되기까지의 과학사적인 흐름, 지방산 불균형 문제로 야기된 현대의 건강문제, 그리고 옥수수로 대표되는 오메가-6 지방산이 지배하고 있는 현대 농업의 현장들을 각각의 독립된 이야기로 하나씩 풀어낸 후 전체를 다시 하나의 이야기로 조합하는 과정을 거쳤다.

  건강한 먹거리를 찾는 것이 점점 어려워지는 것과 마찬가지로 바르게 사는 것 또한 점점 더 복잡하고 어려워지고 있는 것 같다. 나는 이 두 가지가 별개의 문제여서는 안 된다고 믿는다. 옥수수로 인한 먹이 사슬의 문제는 많은 다른 불행과 마찬가지로 매우 복잡한 정치 경제적 문제이다. 세상의 악함 대부분은 악한 의도 때문이라기보다 '생각하지 않는' 것에서 비롯한다. 옥수수의 문제도 그렇게 시작되었다.

유진규

기적의 버터

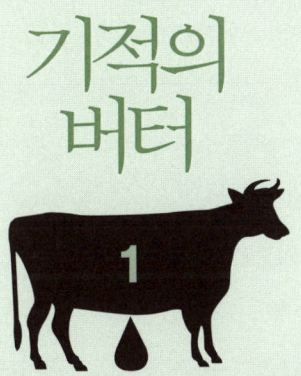

1

만약 내가 상정한 답이 사실이라면 우리 국민을 포함하여 지구상의 많은 사람들이 심각한 건강상의 위협에 노출되어 있을 것이 틀림없었다. 그 답이란 유제품을 포함하여 현재의 고기와 과거의 고기가 질적으로 다를지도 모른다는 것이었다. 과거의 고기는 건강상 문제가 없었지만 현재의 고기와 유제품은 어떤 이유로 건강에 나쁜 방향으로 변화했다는 것이다.

두 가지 의문

　이 프로그램(옥수수의 습격)은 두 가지 의문점에서 출발했다. 두 가지 의문은 서로 별개의 것이었는데 해답은 하나였다. 마침내 그 해답을 발견했을 때 나는 일생일대의 발견을 한 과학자처럼 밖으로 뛰쳐나와 세상에 외치고 싶었다.

　2008년 가을, 경기도 파주의 한 농장에서 나는 놀랍도록 고운 빛깔의 토종닭들과 우연히 대면했다. 인서트로 사용할 몇 커트의 닭 그림을 촬영하러 혼자 카메라 하나 달랑 들고 찾았던 그 토종닭농장에는 곱고 윤기 나는 깃털에 생기 넘치는 눈을 가진 통통한 토종닭들이 200여 마리 정도 사육되고 있었다. 토종닭농장은 많이 촬영해 보았지만 이토록 생기 넘치는 닭들은 처음이었다. 깃털은 윤이 흐른다거나 반짝거린다는 표현이 모자랄 정도로 예뻤고 부리부리한 눈은 야생 동물의 그것과 흡사했다. 이런 닭들은 분명 처음이었다. 그런데도 어디선가 여러 번 본 듯한 친밀한 느낌이었다. 촬영은 10여 분 만에 끝났다.

　농장주에게 고맙다는 인사를 하고 돌아서려는데 문득 이 닭들이 낳은 달걀을 얻어다가 당시 두 살이던 아들녀석에게 먹여보면 어떨까 하는 생각이 들었다. 아들은 계란 알레르기가 있어서 계란만 먹으면 온몸이 벌겋게 변했다. 닭고기에도 같은 반응이었고 내로라하는 생협의 유기농 계란들도 마찬가지였다. 그런데 왠지 이 닭들이 낳은 계란이라면 괜찮을 것 같은 느낌이 들었다. 농장주로부터 계란 두 개를 건네받아 서울로 돌아올 즈음에는 느낌이 확신으로 변해 있었다.

그날 저녁, 계란을 프라이해서 흰자 한 조각을 조심스럽게 먹였다. 30분 정도가 지나도 아이의 얼굴에는 이상의 조짐이 보이지 않았다. 계란을 먹이고 5분이면 입 주위부터 벌겋게 물들기 시작해 30분이면 온몸에 붉은 반점들이 생겼었다. 계란이 들어간 과자나 빵은 물론 계란 성분이 들어간 가공식품에도 같은 반응을 일으켜서 아이는 못 먹는 것들이 많았다. 어쩌다가 부주의로 아이가 계란이 들어간 과자 같은 것을 먹은 날이면 아이는 가려움에 밤잠을 못 잘 정도로 괴로워했다. 그런데 이 달걀에는 아무런 이상 징후를 보이지 않았다. 아이는 계란 하나를 다 먹고도 성에 차지 않았는지 계란을 더 달라고 했다. 내친김에 하나 더 먹였다. 계란 두 개를 먹고도 아이는 멀쩡했다. 혹시나 해서 다음 날 아침까지 유심히 살폈지만 아이는 별다른 이상 징후를 보이지 않았다.

도대체 어떤 이유로 아이는 이 계란에는 알레르기를 일으키지 않았을까? 다른 유기농 계란과 이 토종닭 계란은 어떤 차이가 있는 걸까? 아이가 먹은 계란의 유전자가 한국 자생종 토종닭의 유전자 원형에 더 가깝기 때문일까? 그날 이후 이 계란의 미스터리는 풀리지 않는 수수께끼가 되어 계속 내 머리의 한쪽을 지배했다. 마침내 이 수수께끼를 풀 실마리를 발견하기까지는 2년의 시간이 더 필요했다. 마침내 그 실마리를 발견하던 날, 이 이야기는 한편의 다큐멘터리가 충분히 될 것이라는 것을 직감했다. 그리고 그동안 나를 괴롭힌 다른 한 가지 의문에 대한 해답도 내릴 수 있을 것 같았다. 그 두 번째 의문은 웰빙 열풍을 타고 텔레비전을 통해 번진 채식주의에 관한 것이었다.

'채식을 하면 건강하고 육식을 하면 그렇지 못하다'라는 믿음은 비교적 최근에 생긴 것이다. 그 시작은 1989년에 방송된 이상구 박사의 〈새로운 출발〉이란 프로그램이었다. 이 프로그램은 당시까지 고기는 몸보신용 보약이라고 믿고 있었던 우리 국민들에게 커다란 충격을 주었고 '이상구 신드롬'이란 현상을 만들어 냈다. 고깃집은 파리를 날렸고 대신 채소가게들이 문전성시를 이루었다. 그 이후로도 텔레비전은 틈틈이 채식=건강이란 메시지를 전달하기에 여념이 없었다. 결과적으로 고기를 먹는 것은 건강을 해치는 일이란 인식을 많은 사람들의 머릿속에 심었다.

그러나 대한민국을 휩쓴 채식 열풍에도 불구하고 육류 소비량은 감소하지 않았다. 그 사이 삼겹살이 새로 등장해 인기를 끌었고 국민 메뉴로 자리 잡았다. 국내에서 생산되는 삼겹살만으로는 수요를 충당할 수 없어서 유럽 등지의 삼겹살을 싹쓸이 수입하다시피 하고 있다. 분명히 사람들은 고기를 좋아한다. 텔레비전은 고기의 소비를 줄이지는 못했지만 고기를 먹는 사람들에게 죄책감을 심는 데는 성공했다. 어느 날인지 정확하게 기억하기는 어렵지만 회식으로 삼겹살을 맛있게 먹고 나서 이런 의문이 들었다. 왜 우리는 맛있는 음식을 먹고 나서 죄책감을 느껴야 하는가? 설탕처럼 인류가 최근에 들어서야 먹기 시작한 음식이라면 몸에 해로울 수도 있겠지만 고기는 진화의 시작부터 인간이 먹어왔던 아주 오래된 음식이다. 진화의 과정을 함께 해 온 음식인 고기가 왜 건강에 해를 주는 나쁜 음식일까? 채소가 건강한 음식이라면 왜 채소보다 고기가 더 맛있게 느껴지는가? 사람이 채식만으로 살 수 있도록 설계되었다면 이따금 고기가 먹고 싶어지는 충동은 어떻게 설명해야 하나? 과거는 물론 현재에도 채식만으로 유지되는 민족이 하나도 없다는 사실은 또 어떻게 설명해야 하나? 이누이트는 고래와 바다사자 등 포유류의 지방을 즐겨 먹고도 건강하다. 아프리카의 마사이족은 소의 피와 우유를 주식으로 하면서 채소는 거의 먹지 않는다. 아메리카 인디언들은 들소 고기를 주식으로 삼았다. 몽골의 유목민, 시베리아의 순록 유목민 등 붉은 고기를 주식으로 하면서도 건강하게 사는 사람들이 아직도 많이 남아 있다. 고기가 나쁜 음식이라면 고기를 주식으로 하는 집단들이 건강한 이유는 또 어떻게 설명해야 하는가?

이 두 가지 의문에 대한 답이 하나일지도 모른다는 생각이 든 것은 아이에게 달걀을 먹인 지 2년이 지난 뒤였다. 그리고 만약 내가 상정한 답이 사실이라면 우리 국민을 포함하여 지구상의 많은 사람들이 심각한 건강상의 위협에 노출되어 있을 것이 틀림없었다. 그 답이란 유제품을 포함하여 현재의 고기와 과거의 고기가 질적으로 다를지도 모른다는 것이었다. 과거의 고기는 건강상 문제가 없었지만 현재의 고기와 유제품은 어떤 이유로 건강에 나쁜 방향으로 변화했다는 것이다.

버터광 지미 무어

지미 무어를 만난 것은 6월의 화창한 토요일 아침이었다. 미국 남부지방 특유의 습하고 더운 날씨는 아침 9시에도 30도를 넘기고 있었다. 지미 무어의 차고에 주차된 현대 소나타 승용차가 멀리서 온 취재팀에게 묘한 안도감을 주었다. 지미 무어를 직접 만나기 전까지 그에 대해 내가 알고 있었던 것은 그가 버터를 먹고 살을 뺐다는 것과 그의 주소뿐이었다. 지미는 심한 감기 몸살로 누워 있다가 며칠 만에 막 일어난 참이라고 했다. 버터 다이어트를 시작한 후로 한 번도 몸이 아파 본 적이 없었는데 6년 만에 처음 몸살을 앓았다고 했다. 나는 더 이상 아무것도 묻지 않고 그에게 아침식사 장면부터 촬영하겠다고 했다.

지미 무어는 냉장고를 열고 버터와 계란을 꺼냈다. 냉장고 한 칸을 가득 채운 직육면체의 버터 덩어리들이 눈에 들어왔다. 더 놀라운 것은 바로 다음 장면이었다. 프라이팬에 버터를 덜어 넣는 양이 그야말로 프라이팬 한가득이었다. 커다란 버터 덩어리들 옆에 깨 넣은 계란 3개는 양념처럼 보였다. 이 정도면 버터에 계란을 말아먹는다고 해야 한다. 보기만 해도 속이 느글느글해진다. 계란보다 버터가 더 많은 달걀 스크램블!

그가 하루에 먹는 버터의 양은 작은 접시로 하나 가득할 정도. 이렇게 많은 버터를 먹기 시작한 건 6년 전이다. 버터를 먹기 전 그는 다른 보통의 미국인들처럼 햄버거와 감자튀김, 콜라 그리고 초콜릿 케이크와 편의점에서 사 온 각종 스낵들을 즐겨 먹었다. 20대에 이미 그의 몸은 극장 좌석과 비행기 이코노미석에 들어가지 못할 정도로 불어 있었다. 정상적인 생활이 불가능했던 것은 물론이고 비만으로 고통 받는 많은 사람들이 갖게 되는 사회적 부적응의 문제, 그리고 마침내 심장의 기능이 위협받을 수준으로까지 건강이 악화되었다. 살기 위해서 그는 살을 빼야만 했다.

그는 자신에게 맞는 다이어트 방법을 찾아내기 위해 이런저런 방법을 써보다가 마침내 버터 같은 포화지방을 많이 먹는 방법이 자신에게 가장 잘 맞는다는 걸 발견했다. 놀랍게도 그는 버터를 먹기 시작하면서 살이 빠졌다. 무려 410파운드(약 186kg)나 나가던 뚱보였던 지미 무어였지만 지금의 그는 270파운드, 약간 통통한 정도이다. 이 모두가 버터의 힘이라고 그는 말한다. 지미 무어가 예전 바지와 사진을 보여주었다. 예전에 입던 바지에는 현재의 그의 몸 2인분이 들어가고도 남을 만했다. 그는 사망 직전의 심각한 비만환자에서 정상인으로 돌아왔다. 그것이 버터의 힘이라니 그저 놀라울 뿐이었다.

"저는 칼로리 걱정은 하지 않습니다. 왜냐하면 버터가 저를 충족시켜 주기 때문입니다. 이런 종류의 칼로리가 바로 제 몸에 제공하고 싶은 칼로리죠."

버터를 먹기 시작하면서 그는 비로소 식욕을 통제할 수 있었다고 한다.

"많이 먹을 필요가 없습니다. 버터를 섭취하면 배고픔을 느끼지 않기 때문이죠."

버터가 포만감을 주었기 때문에 더 이상 초콜릿 케이크 같은 것들을 먹지 않아도 되었다. 지미 무어가 버터를 먹으면서부터 훨씬 적게 먹게 된 음식은 빵과 과자류. 실제로 그는 다른 사람들보다 탄수화물을 훨씬 적게 먹는다. 아침에는 달걀과 버터, 점심에는 버터에 볶은 채소, 저녁에는 버터로 익힌 닭 가슴살, 이것이 그의 전형적인 하루 식단이다. 그가 먹는 버터의 양은 하루 300그램, 달걀과 채소와 닭 가슴살보다 버터로 얻는 열량이 훨씬 많다. 그는 하루에 필요한 칼로리의 대부분을 버터로 얻는다. 그것도 모자라 숟가락으로 버터를 떠먹기도 한다.

대부분의 미국인들이 건강의 적으로 여기며 되도록 멀리하려 애쓰는 버터를 그가 이렇게 아무렇지도 않게 퍼먹게 된 것은 버터를 즐겨 드시던 할머니 때문이다.

"우리 세대는 어려서부터 버터를 줄이고 마가린을 더 많이 먹어야 한다고 들으며 자랐습니다. 하지만 저는 그 말에 의문을 품기 시작했습니다. 우리 할머니는 버터를 드시고 자라셨으니까요."

그의 할머니는 버터를 즐겨 드셨고 건강하셨다. 물론 버터에 대한 두려움도 없었다. 사람들이 버터를 두려워하게 된 것은 그렇게 교육받았기 때문이다. 미국의 매체들은 건강을 위해 기름진 음식을 피하라고 계속 반복해 왔다. 지방, 특히 '동물성 지방은 무조건 나쁘다'라는 도그마가 오랫동안 미국의 의료계를 지배해 왔다. 동물성 지방, 즉 포화지방이 고혈압과 심장병 같은 성인병을 일으키며 비만의 원인이 된다는 생각은 미국에서 발원하여 세계인의 상식이 되었다. 하지만 지미 무어의 생각은 달랐다.

"지방이 건강을 해친다고 생각하고 무서워하면 머릿속에 지방이 건강을 해치는 그림이 그려지고 지방이 많이 들어간 것은 먹기를 꺼려하게 됩니다. 하지만 탄수화물 섭취량만 조절한다면 지방은 건강에 매우 도움이 됩니다. 저는 지방 섭취를 두려워하지 않습니다."

지방을 두려워하지 않을 뿐 아니라 그는 건강을 위해 지방 섭취를 적극적으로 늘려야 한다고 주장한다.

"사람들은 지방에 대한 두려움으로 기름진 음식이나 지방이 많이 함유된 식품만 피하면 건강하게 살 수 있다고 생각하는데 사실은 정반대입니다. 제가 이 달걀에 버터를 많이 넣은 것처럼 지방을 더 많이 섭취해야 합니다."

그는 지방 노세보 현상에 대해 이야기했다. 노세보란 플라세보 효과를 패러디해서 만든 말로, 그가 말하는 지방 노세보 효과란 '버터를 먹으면 심장질환을 앓게 된다'라는 말을 사람들이 너무 깊게 신봉하다 보면 그것이 현실이 되는 현상을 말한다. 버터 자체가 문제라기보다는 버터를 나쁜 음식으로 경원시하는 잘못된 믿음이 문제라는 것이다.

지미 무어가 하루에 먹는 버터는 300그램 정도이다. 아무리 탄수화물을 적게 먹는다 해도, 아무리 버터에 대한 믿음이 강하다 해도 너무 많은 양은 아닐까?

"너무 많은 양은 아니라고 생각합니다. 어떤 사람은 '헉, 그렇게 많이 먹으면 심장마비가 올 거예요!'라고 말할지도 모르지만 저는 그런 걱정을 하지 않습니다. 탄수화물 섭취를 줄이고 이런 양질의 버터를 먹으면 걱정할 필요가 없습니다. 이 버터는 제 건강에 전혀 해를 끼치지 않습니다. 오히려 건강에 도움이 됩니다."

몸무게만 준 게 아니다. 버터를 먹기 시작하면서 오히려 건강해졌다고 한다. 체중 감량은 정말 좋은 일이지만 지미 무어는 항상 사람들에게 체중 감량은 그저 보너스 같은 것일 뿐 정말 큰 장점은 바로 콜레스테롤이라고 말한다. 콜레스테롤 수치가 놀랍도록 좋아진 것이 그 단적인 예이다. 좋은 HDL 콜레스테롤이 높아지고 나쁜 콜레스테롤인 LDL은 크게 줄었다.

그의 HDL 콜레스테롤 수치는 70 정도이다. 버터를 먹기 전에는 적정 수치에 훨씬 못 미치는 20이었다. 중성지방 수치는 300 가까이 됐는데 지금은 50 정도이다. 이 정도면 완전한 건강체라고 할 수 있다. 심장병 위험인자도 정상이 되었다. 언제 죽을지 모른다는 의사의 경고를 들을 정도였던 그가 버터를 먹고 정상이 되었다는 말을 어떻게 믿어야 하나? 어떻게 지방 성분만 골라먹었는데 살이 빠지고 콜레스테롤 수치가 내려갔단 말인가?

> **콜레스테롤 정상수치 참고치**
> 총 콜레스테롤 0~240 mg/dL
> 중성지방(Triglyceride,TG) : 0~200 mg/dL
> 고밀도 지단백 콜레스테롤(HDL) : 남성 35~55 mg/dL, 여성 45~65 mg/dL
> 저밀도 지단백 콜레스테롤(LDL) : 0~130 mg/dL

아무 버터나 먹는 게 아닙니다

지미 무어는 그가 먹는 버터가 일반 버터가 아니라는 사실을 강조했다. 버터를 녹여 아침식사를 만들면서 지미 무어는 그가 양질의 버터를 어떻게 손에 넣는가 하는 문제에 대해 이야기했다. 그는 집에서 10마일 정도 떨어진 곳에 있는 동네 농장에서 버터를 구입한다. 지미 무어는 꼭 이 농장에서 생산된 버터만 먹는다고 했다. 그는 노란색 버터를 들어 카메라에 보여주며 자세한 설명을 시작했다. 그가 해준 말을 요약해 보면 이렇다.

소가 풀을 먹으면 버터는 노란색을 띤다. 풀의 베타카로틴 때문이다. 우리가 버터를 노란색으로 기억하는 것도 그 때문이다. 소가 옥수수를 먹으면 버터는 흰색이 된다. 다만 시중의 버터가 노란색인 것은 색소를 넣기 때문이다. 풀을 먹은 소의 버터에는 몸에 좋은 여러 가지 성분들이 많다. 특히 오메가-3 지방산이 많이 들어 있다. 그래서 풀을 먹은 소의 버터는 몸에 전혀 해롭지 않다. 반면에 옥수수를 먹인 소의 버터는 몸에 나쁜 오메가-6 지방산이 많고 비타민을 비롯한 미량 영양소가 거의 들어 있지 않다.

"풀 먹인 버터는 일반 버터와는 다른 특유의 맛이 있습니다. 일반 버터는 인공적이고 별 특징 없는 맛이 나는데 이 버터에서는 풀의 맛을 느낄 수 있고 영양소가 풍부한 것이 느껴집니다. 정말 맛있네요."

버터를 한 스푼 떠먹으며 그가 말했다.

지미 무어 본인도 인정했듯이 그가 살을 빼는 데 도움이 된 원동력은 버터가 주는 포만감이었다. 그의 다이어트 방법에 대해 샌프란시스코의 의사 탐 코완 박사는 이렇게 설명했다. 지미 무어는 버터를 통해 그의 몸이 간절히 원했던 어떤 모자라는 영양분이 충족되었을 것이라고. 위장이 가득 찼더라도 모자라는 영양분이 충족되지 않으면 몸은 계속 더 먹으라는 신호를 보낸다. 결국 많이 먹게 되고 비만이 된다. 적게 먹고도 포만감을 얻을 수 있다면 다이어트는 한결 수월해질 것이다. 지미 무어에게는 버터가 바로 그런 음식이었다. 버터가 그에게 포만감을 주었다면 그가 먹은 버터 속에는 그의 몸이 간절히 바라던 모종의 특별한 영양성분이 있었을 것이다. 그 성분은 바로 오메가-3 지방산, 한때 가장 흔했지만 오늘날엔 우리의 식탁에서 종적을 감춘 특별한 지방산이다.

기적의 열쇠, 오메가-3

2010년 5월 24일, 성인절 연휴 마지막 날, 차량을 전면 통제한 샹젤리제 거리는 사람들로 인산인해를 이루고 있었다. 나띠오 까피탈(파리 대자연의 날) 행사의 마지막 날, 사람들은 나무와 풀과 꽃들을 구경하느라 정신이 없었다. 프랑스 농업의 근간을 이루는 수백여 종의 식물종들이 2킬로미터에 달하는 샹젤리제 거리의 차도를 메우고 전시되어 있었다. 화려한 꽃도 아니고 기묘한 분재도 아닌, 이방인의 눈에는 그저 그런 평범한 나무와 풀들에 불과한데 파리 사람들은 이 식물종 전시회에 열광하고 있었다.

사람들은 녹색의 이파리들을 주의 깊게 들여다보고 하나하나 사진을 찍고 있었다. 파리 사람들은 그들이 놓치고 산 것이 농업 식물들과의 정신적 유대뿐 아니라 이들 식물종과의 영양학적 고리라는 것을 아마 모를 것이다. 이방인의 눈에 비친 파리 사람들은 분명 뚱뚱했다. 나는 프랑스를 대표하는 랜드 마크인 이곳에서 때마침 열린 식물종 전람회를 배경으로, 날씬한 것으로 이름났던 한 국민의 비만율이 증가하고 있다는 실증적 이미지들을 촬영하고 있었다. 프랑스인의 비만율은 계속 증가하고 있다. 1965년부터 1994년까지 프랑스 국민의 섭취 열량은 23퍼센트 줄었으나 같은 기간에 비만율은 두 배로 늘어났다.

  샹젤리제 촬영을 마치고 우리는 파리를 벗어나 로리앙으로 향했다. 시내를 벗어나자 바로 울창한 숲이 나온다. 그리고 곧이어 밀과 유채를 심은 밭들이 보였다. 5월인데도 한낮의 온도는 섭씨 30도를 넘기고 있다. 연녹색의 나뭇잎들과 초지는 곧 짙은 녹색으로 변할 것이다. 녹색! 오메가-3 지방산은 광합성을 하는 식물의 세포막을 구성하는 물질이다. 세포막에서 이 특별한 지방산이 하는 일은 태양의 빛 에너지를 화학적 에너지로 바꾸는 것이다. 이 에너지는 이산화탄소와 물로부터 녹말을 합성하는 데 쓰인다. 광합성, 모든 생명의 기본 연료를 생성하는 메커니즘. 그래서 오메가-3 지방산은 지구상에서 가장 흔한 지방산이다. 그런데 어떻게 이토록 흔한 물질이 식탁에서는 종적을 감추었을까? 이 문제에 처음 관심을 가진 연구자들이 로리앙에 있다. 이들이 주목한 것은 오메가-3 지방산이 식탁에 오기까지의 경로인 먹이사슬이었다.

버터를 먹고 살을 뺀 사람들이 수백 명이라고요?

로리앙에는 버터는 물론 돼지고기와 달걀을 풍족하게 섭취한 후 오히려 체중이 줄었다는 사람이 수백 명이나 있다. 이들은 프랑스의 비만 문제 전문가인 베르나르 슈미트 박사가 실시한 대규모 임상실험 참가자들이었다. 슈미트 박사는 당뇨나 비만 환자들에게 버터 같은 동물성 지방이 풍부한 식단을 제공하는 실험을 했고 참가자 대부분이 체중이 감소했다는 것이었다. 이 놀라운 실험을 설계한 슈미트 박사와 어렵사리 연락이 닿았다. 무엇보다도 실험에 참여했던 피실험자들부터 만나고 싶었다. 우리는 슈미트 박사의 안내로 로리앙 항구 근처의 예쁜 2층집에 사는 베르나르 르텍시에 부부를 만날 수 있었다. 르텍시에 씨는 은퇴한 회사원으로 과체중에 고혈압으로 오랫동안 고생한 사람이었다.

르텍시에 씨는 당시의 이야기를 자세하게 들려주었다. 처음 슈미트 박사의 권유로 실험에 참가할 당시 박스에 포장된 일주일 분의 음식을 받아왔는데 꺼내보고 기가 막혔다고 했다. 고혈압 환자에게 고기와 계란을 주며 먹으라고 하다니, 게다가 큼직한 버터도 있었다.

"저는 달걀은 거의 먹지 않았거든요. 돼지고기 제품도 사람들이 먹지 말라고 해서 입도 안 댔고요. 그런데 거기서 나눠준 음식에는 달걀과 햄이 많았어요. 심지어 버터도 있었어요. 버터라니! 다들 버터는 절대 먹지 말아야 한다고 했잖아요?"

음식은 일주일 단위로 계속 지급되었고 매주 한 차례 체중을 재고 혈액검사를 했다. 3개월 후 체중이 준 것을 확인한 후 부부는 그저 신기할 수밖에 없었다. 3개월 만에 르텍시에 씨의 몸무게가 3킬로그램 빠졌다. 가장 극적인 변화는 28세 이후 평생 그를 괴롭혀 왔던 고혈압이 큰 차도를 보인 것이다. 실험 전에는 고혈압 약을 복용하면서도 혈압이 190이었는데 요즘은 140 정도를 유지하고 있다.

나는 르텍시에 씨가 고지방 식단 실험 이후에도 여전히 같은 식단을 유지하고 있는지 궁금했다. 실험이 종료된 지 2년이 넘었으므로 만약 고지방 식단에 어떤 식으로든 부담을 느꼈다면 이들 부부는 예전 식단으로 돌아가 있을 것이었다. 안주인에게 냉장고 구경을 시켜달라고 부탁했다.

냉장고를 열자 소고기와 가공한 햄, 버터, 치즈, 달걀, 요구르트 등이 쏟아져 나왔다. 채소는 한 접시 분량의 양상추가 전부였다. 르텍시에 씨의 식단은 대부분 고기와 유제품으로 이루어져 있었다. 버터도 많이 먹었다. 냉장고 안에 있던 것들이 슈미트 박사가 디자인한 비만과 당뇨 환자들을 위한 식단이었다. 하루 2천 칼로리로 열량 섭취를 제한하되 고기와 유제품을 풍족하게 공급한다는 것. 단 아무 고기와 유제품을 공급한 것은 아니었다. 모든 제품은 슈미트 박사팀의 철저한 인증과 검사 후에 공급되었다. 고기와 유제품의 생산과 관리는 슈미트 박사의 친구인 농공학자 피에르 베일 박사가 맡았다.

르텍시에 씨는 실험 후 달라진 것 중 최고는 먹는 즐거움을 다시 찾은 것이라고 했다. 우리는 그가 소고기 스테이크에 버터를 듬뿍 올려 발라먹는 광경을 놀라운 눈으로 지켜보았다. 저녁식사를 마친 그는 우리 취재팀에게도 저녁식사를 권했다. 소고기도 훌륭했지만 소고기에 얹어 같이 먹으라며 건네준 버터는 놀랍도록 부드럽고 향긋했다. 너무 부드러워서 케이크 위의 크림을 떠내는 느낌이었다. 어쩌면 이렇게 부드러운 버터가 있을 수 있을까? 나중에 알게 된 사실이지만 버터는 원래 이렇게 부드러운 것이 맞다.

왜 요즘 버터는 딱딱하죠?

베르나르 슈미트 박사가 이 실험을 하게 된 계기 역시 버터였다. 이야기는 전화 한 통으로부터 시작된다. 슈미트 박사에게는 사료공장을 운영하는 피에르 베일이라는 친구가 있었다. 피에르 베일은 농공학자이자 영양학자로 슈미트 박사의 임상실험에서 고기와 유제품 생산을 맡게 된 인물이다. 어느 날 슈미트 박사에게 전화 한 통이 걸려왔다. 다름 아닌 피에르 베일 박사였다. 전화 통화의 요지는 사료를 사서 쓰는 어떤 농장주로부터 버터가 딱딱하다는 불평을 들었다는 것이었다. 예전에는 버터가 훨씬 더 부드러웠다는 그 농장주의 푸념에 베일 박사는 자기가 생산하는 사료에 혹시 어떤 문제가 있는 것이 아닐까 걱정하고 있었다.

순간 슈미트 박사의 머릿속을 스치고 지나가는 것이 있었다. 슈미트 박사는 친구에게 버터 지방의 질적인 변화가 문제일 것이라고 말해 주었다. 버터는 탄소사슬이 4개인 짧은 포화지방이 주성분이다.

여기에 오메가-3와 오메가-6 같은 불포화지방산이 포함되어 있다. 오메가-3 지방산은 잘 굳지 않는 유동성이 특징이므로 버터를 부드럽게 해준다. 하지만 어떤 이유로 오메가-3 지방산이 부족하다면 그 버터는 빵에 바르기 힘들 정도로 딱딱해질 것이다.

슈미트 박사는 사료공장 친구와 함께 이 문제를 파고들었다. 그들은 젖소가 먹는 사료의 주원료가 옥수수 같은 곡물임을 상기했다. 옥수수를 비롯한 대부분의 곡물에는 오메가-3 지방산이 거의 없다. 슈미트 박사는 오메가-3 지방산 부족이 비만문제와 모종의 관련이 있을 것으로 추정하고 있었다. 소에게 오메가-3 지방산이 많은 사료를 먹이면 버터에 오메가-3가 많아질 것이고 이것을 사람들에게 먹이면 이전과 큰 차이가 생길지도 모른다. 슈미트 박사는 친구에게 대규모 임상실험을 제안했고 친구는 흔쾌히 동의했다.

그들이 계획한 실험은 오메가-3 지방산이 풍부한 먹이를 먹은 소와 돼지, 닭 그리고 거기서 나온 우유와 달걀을 비만인 사람들에게 직접 먹여보자는 것이었다. 사료공장을 운영하던 피에르 베일 박사는 실험에 쓰일 축산제품의 생산을 담당하기로 했고 슈미트 박사는 임상실험과 분석을 맡기로 했다.

비만의 증가는 프랑스 국민 건강에 있어서 심각한 문제가 되고 있다. 의사로서 그가 관찰하게 된 것은 비만이, 비만으로 인한 다른 질병과 함께 사람들이 병원을 찾는 주된 원인이 되었다는 것이다. 비만은 당뇨, 고혈압, 심혈관 질환의 1차적 원인이다. 이런 질병은 선진국에서나 저개발 국가에서 모두 큰 문제가 되고 있다. 그래서 그는 이 문제에 대한 해답을 찾는 것이 중요하다고 느꼈다.

"사실 '비만을 없앱시다, 당뇨를 고칩시다, 심혈관 질환을 고칩시다'라고 말하는 대부분의 보건교육 캠페인이나 각국의 보건 정책들을 살펴보면, 사실상 모두 실패했다는 걸 알 수 있습니다. 이러한 실패의 원인은 비만의 실제 원인을 해결하려고 하지 않았기 때문입니다."

슈미트 박사는 오메가-3 지방산의 결핍이 비만의 주요한 원인이 아닐까 의심하고 있었다. 그러던 차에 친구로부터 버터에 관한 전화가 걸려왔던 것이다.

그는 160명을 대상으로 실험을 진행했다. 진단 받은 질병이 없는 성인들이었다. 하지만 모두 몸무게가 많이 나가거나 약간의 고혈압이나 당뇨의 위험이 있는 사람들이었는데 그 질환을 앓고 있는 상태는 아니었다. 슈미트 박사는 160명을 두 그룹으로 나눴다. 첫 번째 그룹 사람들에게는 현대적인 음식, 즉 오늘날 서양 국가에서 먹는 음식을 나누어 주었다. 오메가-3 지방산은 거의 없고 대신 오메가-6 지방산이 많은 식품이었다.

"안타깝게도 오늘날 우리가 섭취하는 기름이나 지방이 많은 물질들에는 오메가-3는 아주 적고 오메가-6가 많이 함유돼 있습니다. 오늘날엔 보통의 식단에 포함된 오메가-6와 오메가-3의 비율은 20:1입니다. 그러나 정상적인 수치는 5:1 이하여야 하죠. 이상적인 수치는 4:1이고요."

인터뷰를 하는 동안 슈미트 박사는 여러 차례에 걸쳐 이 비율을 강조했다. 그래서 일반적인 서구형 식단, 즉 20:1 정도로 오메가-6가 많은 음식을 먹을 사람들이 대조군이 되었다. 나머지 반, 즉 실험군은 사료공장을 운영하는 친구 피에르 베일이 생산한 것들을 먹게 했다. 주로 동물성 지방이었지만 오메가-6와 오메가-3의 비율은 5:1이었다. 피실험자들은 양쪽 모두 영양사들의 철저한 관리를 받았다. 영양사들은 모두에게 아주 엄격하게 2,000칼로리의 식단을 제공했다. 그리고 양쪽 모두 같은 양의 음식을 먹었다. 고기의 양도 똑같고, 채소의 양도 똑같고, 달걀의 양도 똑같았다. 단지, 한 그룹은 슈퍼마켓에서 구입할 수 있는 일반적인 고기와 유제품을, 반대편 그룹은 피에르 베일이 생산한 고기와 유제품을 먹었다는 것이 달랐다.

3개월이 지났을 때 슈미트 박사와 피에르 베일 박사는 두 그룹 모두 공평하게 살이 빠졌다는 걸 알게 되었다.

"약간 실망을 했죠. 결국엔 오메가-3가 아닐 수도 있겠구나 생각하면서 말입니다."

슈미트 박사는 실험을 중단하고 실험 대상자들에게 다시 예전처럼 그대로 먹으라고 했다.

그리고 5개월간 추가적으로 관찰을 하겠다고 했다. 5개월 뒤, 슈미트 박사팀은 뜻밖의 결과에 흥분했다. 오메가-6가 많은 일반적인 식품을 먹었던 첫 번째 그룹은 모두 다시 살이 쪘다. 그런데 오메가-3가 풍부한 식품을 먹었던 그룹의 사람들은 다시 살이 찌지 않았다. 이들은 칼로리를 제한하는 다이어트 이후에 오는 일반적인 요요 현상을 보이지 않았다. 이것이 무엇을 뜻하는 것일까?

"처음 3개월간 섭취한 오메가-3 지방산이 체내의 지방량을 높이는 유전자의 발현을 억제한 것입니다."

슈미트 박사는 이렇게 설명했다. 오메가-6 지방산은 비만 유전자를 촉진시키고 비만을 야기하지만 오메가-3는 비만 유전자를 억제하고 지방 생성을 막는다. 그가 실험을 통해 확인할 수 있었던 것은 오메가-3가 포함된 버터가 대사에 매우 깊게, 그리고 더 장기적으로 작용을 했다는 것이다.

어떤 버터에는 오메가-3가 많고 어떤 버터는 오메가-6가 많다. 슈미트 박사와 친구인 피에르 베일 박사는 오메가-3가 풍부한 축산품들을 만들었고 이 제품들은 비만이나 당뇨를 유발하기는커녕 정반대로 비만과 당뇨를 완화하는 효과를 보였다. 미국의 지미 무어가 버터를 먹은 후 오히려 건강해졌던 이유도 바로 오메가-3 지방산과 관련이 있다. 지금까지 취재한 사실이 맞는다면, 동물성 식품이 건강에 나쁘다는 고정관념은 잘못된 것이다. 그리고 취재에 앞서 내가 품었던 의문을 풀 결정적 열쇠를 발견한 것이다. 우리가 지금 먹는 고기와 우유는 과거의 것과 질적으로 전혀 다른 음식일지도 모른다.

비결은 풀이었다

슈미트 박사가 실험에 사용한 고기와 유제품을 공급한 농장들을 방문하기 위해 차를 달렸다. 밤사이 내린 비로 대지는 촉촉이 젖어 있었다. 경작지 사이를 구획하기 위해 줄지어 심어 놓은 나무들 사이에

밭들이 끝도 없이 늘어서 있었다. 1미터쯤 자란 밀들이 막 이삭을 피워 올리고 있는 밀밭들, 밀밭 사이로 봄기운을 자랑하듯 노란색이 탐스러운 유채밭 그리고 그 사이로 벗겨져 상처 난 피부처럼 붉은 흙이 그대로 드러난 옥수수밭들에는 옥수수 새싹들이 돋아나고 있었다. 옥수수밭만이 붉은 흙바닥이 그대로 들여다보였으므로 멀리서도 옥수수밭들을 잘 구별할 수 있었다. 이 지방 경작지의 절반 정도가 옥수수밭이었다. 옥수수는 프랑스에서 가장 많이 재배되는 농작물이다.

조지안 사벨이 운영하는 젖소농장을 찾는 것은 어렵지 않았다. 조지안은 피에르 베일의 지휘를 받아서 실험에 사용한 유제품을 생산한 농부다. 사벨은 새로운 기계와 아이디어들을 도입하는 데 열성적인 30대 초반의 젊은 농부다. 우사는 다른 농장들과 다를 바 없어 보였다. 가마솥만한 로봇 청소기가 바닥을 청소하는 모습이 썩 어울려 보이지는 않는 낡은 우사였다. 농장에는 100마리의 젖소가 있는데 절반은 초지에 나가 있고, 나머지 절반은 교대로 우사에 들어온다. 사벨은 얼마 전 도입한 젖 짜는 로봇이 분주하게 움직이고 있는 착유실부터 보여주었다. 소들은 젖이 불어서 무거워지면 젖을 짜러 로봇팔이 대기하고 있는 착유실로 들어온다. 로봇팔은 젖꼭지를 세척하고 착유기를 정확히 젖꼭지에 물린다. 착유기가 작동하고 컴퓨터는 소에 부착된 인식표를 스캔하여 짜낸 우유의 양을 젖소별로 기록해 둔다.

초지에 나가 있는 소들은 하루 종일 풀을 먹는다. 대략 24시간마다 우사의 소들과 초지의 소들이 자리바꿈을 한다. 우사에서는 아침과 저녁 두 번 풀을 먹인다. 우리가 도착했을 때는 사벨이 아침 풀을 베러 나가는 길이었다. 사벨은 200헥타르의 초지를 소유하고 있다. 그중 절반은 소들을 풀어 놓는 방목지이고 나머지 절반은 풀을 베어 내는 목초지다. 대형 트랙터에 커다란 적재함을 연결하여 만든 모우어로 풀을 가득 베어 담는 데는 10분 정도 밖에 걸리지 않았다. 사벨이 트랙터를 우사로 몰아 막 베어 담은 신선한 풀을 구유에 쏟아 부었다. 소들이 먹는 풀은 재배용 목초가 아닌 자연발생적으로 돋아나는 풀들이다. 사벨은 여기에 옥수수 사일리지를 추가했다. 옥수수 사일리지는 옥수수 대와 잎을 알곡과 함께 베어 발효한 것이다. 옥수수 사일리지는 우리나라 젖소들의 주식이기도 하다.

 마지막으로 사벨은 천정에 달린 파이프의 밸브를 열어 흙갈색의 가루를 한 통 받아서 옥수수 사일리지 위에 뿌려주었다. 소들은 이 가루를 반색하며 좋아했다. 가루가 많이 뿌려진 부분부터 골라 먹었다. 이 가루는 오메가-3를 보충하기 위해 피에르 베일 박사가 만든 것이다.

 일반적으로 프랑스 낙농 농가에서는 옥수수와 풀을 함께 먹인다. 풀이 흔한 여름에는 풀만을 먹여도 되지만 그렇게 하면 소들이 겨울철에 옥수수를 먹으려 하지 않기 때문에 여름에도 일정량의 옥수수 사일리지를 먹인다. 옥수수 사일리지는 풀에 비해 오메가-3 지방산이 부족하다. 그래서 옥수수 사일리지를 먹이는 젖소는 오메가-3 결핍상태가 된다. 이 가루는 옥수수 사일리지를 먹어서 부족해진 오메가-3 지방산을 보충해 주는 일종의 영양 보충제였다. 사벨은 이 가루가 아마씨를 갈아서 만든 것이라고 일러주었다.

아마씨는 프랑스의 농부들이 전통적으로 사용하던 겨울용 사료이다. 값싼 미국산 면화가 수입되어 아마밭이 사라지기 전까지 프랑스의 농부들은 아마씨로 죽을 끓여 소에게 먹였다. 아마씨를 먹인 소는 털에 윤기가 흐르고 병치레를 하지 않는다는 걸 이 지역의 나이든 농부들은 잘 알고 있다. 사벨도 같은 경험을 했다. 옥수수사료에 아마씨를 섞은 후 소가 병들지 않고, 털에 윤기가 나고, 출산이 쉬워졌다. 우유의 양도 늘었다. 그리고 무엇보다 중요한 것은 우유의 오메가-3 함량이 증가한 것이다. 옥수수사료에 아마씨 가루를 섞어 먹이기 이전에는 우유의 오메가-3 함량이 피에르 베일 박사가 설정한 기준치 이하였다. 지금은 그 기준을 초과한다. 피에르 베일 박사의 목표는 실험에 사용할 우유의 오메가-3 함량을 일정 수준 이상으로 유지하는 것이었다. 피에르 베일 박사가 아마씨를 떠올린 것은 그 자신이 아마 재배지였던 렌 지역의 농장에서 자란 경험 덕분이었다.

버터를 살려낸 대머리 박사님

한때는 온통 아마밭이었던 렌 지역의 경작지는 대부분 옥수수밭으로 바뀌어 있다. 파종한 지 얼마 안 되어 붉은 흙이 드러나는 5월의 옥수수밭은 녹색인 초지와 구별하기 쉬웠다. 피에르 베일 박사의 연구소와 사료공장도 옥수수밭 한가운데 있었다.

피에르 베일 박사에게도 오메가-3 축산품 실험은 아주 놀라운 경험이었다. 실험 이야기를 꺼내면서 그가 처음 한 말은 먹는 즐거움에 관한 것이었다.

"싫어하는 음식을 억지로 먹일 순 없습니다. 먹는다는 것은 기쁨입니다. 이 실험에서 놀라운 점은 사람들이 원하는 음식을 먹을 수 있었다는 것입니다."

병원에 가면 의사는 콜레스테롤 수치가 높으니까 버터도 먹지 말고 달걀도 먹지 말라고 한다. 고기도 먹지 말라고 하니 환자들은 괴롭다. 베일과 슈미트 박사는 고기를 금지하지 않고 대신 좋은 고기를 제공했다. 달걀을 금지하지 않고 대신 오메가-3가 풍부한 달걀을 주었다. 맛도 훌륭했다. 지원자들은 오메가-3가 강화된 축산제품을 맛있게 먹었다.

"피실험자 중에는 체중이 15킬로그램까지 빠진 사람도 있는데, 이렇게 잘 먹은 적이 없다고 대답했어요. 배고픈 적도 없고, 항상 잘 먹고, 즐거웠다고 했습니다. 정말 놀랍죠."

사람들에게 무엇인가를 금지하는 것은 성공이 보장되지 않는 영양정책이다. 근 10년간 프랑스 의사들은 성인병 환자들에게 버터를 먹지 말라고 했다. 먹는 문제에 관한 한 피에르 베일 박사의 입장은 명쾌했다. '영양 섭취에 있어서는 나쁜 것도 없고 좋은 것도 없다. 모두 균형과 품질의 문제일 뿐이다'라는 것이다. 식습관은 지역 특색과 연관하여 발전해 온 문화이다. 왜 어떤 지역에서는 생선을 많이 먹고, 어떤 지역에서는 육식만 하는지, 왜 어떤 지역에서는 채소를 많이 먹는

지, 왜 여기는 쌀이고 저기는 밀인지는 지역의 자연환경과 그것을 기반으로 한 먹이사슬과 관계가 있다. 사람들은 지역 환경에 적응한 것이고 관계를 형성해 온 것이다. 여기에 나쁠 것은 아무것도 없다. 프랑스 사람들은 버터를 많이 먹었다. 소가 풀을 많이 먹을 때였다. 이것은 전혀 나쁜 것이 아니다. 하지만 오늘날처럼 소가 옥수수를 먹을 때 버터를 많이 먹는 것은 결코 좋은 일이 아니다.

소는 풀을 먹는다. 당연한 이치다. 베일 박사의 연구소로 가면서 나는 왜 프랑스의 훌륭한 목초지들이 계속해서 옥수수밭으로 바뀌고 있는지 의아했다. 국토의 대부분이 초지인데다가 안정적인 강수량 덕분에 유럽 최대의 농업국가로 군림하고 있는 프랑스가 소에게 먹일 풀이 부족할 리는 없어 보였다. 프랑스의 소들이 풀 대신 옥수수를 먹게 된 데는 어떤 사연이 있는 것일까?

소가 우유를 만들려면 송아지를 낳아야 한다. 50년 전까지는 소가 봄에 송아지를 낳았다. 송아지는 다른 야생 동물들과 마찬가지로 봄에 태어났다. 어미 소는 봄과 여름의 풀들로 우유를 만들었다. 풀에 영양분이 가장 많을 때다. 그런데 낙농업자들은 겨울에도 우유를 생산할 필요를 느끼기 시작했다. 도시 사람들이 겨울에도 치즈나 버터를 계속 먹었기 때문이다. 결국 우유 값이 좋은 겨울에 우유를 생산하기 위해 많은 낙농업자들은 앞다투어 송아지 낳는 시기를 바꿔 버렸다. 지금 프랑스의 송아지들은 대부분 가을에 태어난다. 가을에는 풀이 없다. 가을은 옥수수가 수확되어 사일로에 저장되는 시기이다. 그래서 9월부터 5월까지 소들에게 옥수수를 먹인다. 지금은 거의 대부분의 우유가 풀이 없는 겨울에 생산된다.

"끔찍한 일이죠. 영양학적으로 우유의 질이 안 좋을수록 더 비싼 겁니다. 비극적이죠."

베일 박사가 한탄하듯 말했다. 피에르 베일 박사는 가축이 옥수수를 먹으면서 생긴 오메가-3 부족 문제를 사료를 통해 해결하려고 시도했고 실험을 통해 멋지게 성공해 보였다. 옥수수사료를 만들던 그의 사료공장은 지금은 아마씨를 주원료로 하는 오메가-3 보충용 사료만을 만든다. 그러나 아직 그의 사료를 공급받는 농장은 프랑스에서도 극소수에 불과하다.

'오메가-3와 오메가-6가 잘 균형 잡힌 식단을 회복하는 방법은 무엇입니까?' '오메가-3가 풍부한 음식들을 식탁에 올려놓으면 되지 않을까요?' '쉽게 구할 수 있는 오메가-3 음식에는 어떤 것들이 있습니까?' 피에르 베일 박사는 이런 질문을 수도 없이 들었다. 그는 이런 질문 자체가 음식에 대한 잘못된 인식에서 출발한 것이라고 생각한다. 어떤 음식에 오메가-3가 많은지, 어떤 음식에 오메가-6가 적은지 일일이 신경 쓰며 먹는 것은 문제를 푸는 바른 방법이 아니다. 무엇을 먹든 오메가-3와 오메가-6가 균형 있게 들어 있도록 농업 생태계 자체를 바꾸어야 한다는 것이 그의 생각이다. 가축에게 올바른 먹이를 주고 들판에 다양한 작물을 심는 것으로 충분히 가능한 일이다. 전통 사회에서는 누구나 쉽게 지방산의 균형을 적당히 유지했다. 그 전통이 지금까지도 유지되고 있는 곳이 있다. 지중해식 식단으로 유명해진 그리스의 크레타 섬이다.

닭은 부리로
계란을 만든다

2

옥수수의 오메가-6와 오메가-3 지방산 비율은 66:1이다. 일반적으로 풀잎은 1:10 정도로 오메가-3가 더 많다. 동물 사료의 성분을 바꾸게 되면 그걸 먹는 동물의 근육 성분이 변하고 그것을 먹은 인간의 뇌, 심장, 근육, 뼈의 성분도 변한다. 이것이 그날 시모폴로스 박사가 깨달은 것이었다.

그녀와의 멋진 점심식사

시모폴로스 박사를 그녀의 고향인 그리스에서 만나지 못한 것은 유감이었다. 그녀는 워싱턴 DC의 사무실 근처 그녀의 단골 그리스 레스토랑에서 크레타 섬 식단을 보여주겠다고 제안했다. 그녀는 식당을 예약하고 음식을 미리 준비시켜 주었다. 시모폴로스 박사는 평생을 오메가-3 지방산 연구에 헌신한 그리스 출신 소아과 의사이다. 그녀는 오메가-3의 결핍이 가져온 건강상의 문제들을 추적한 끝에 결국 그녀 자신의 고향인 그리스의 크레타 섬에 그 해답이 있음을 발견했다.

그리스식 체타치즈와 올리브유 드레싱을 얹은 샐러드가 제일 먼저 나왔다. 치즈는 풀을 먹여 키운 양에서 짜낸 젖으로 만든 것이었다. 그녀는 치즈를 숟가락으로 떠 보이며 자랑스럽게 말했다.

"이 치즈를 만든 젖에는 오메가-3 지방산이 풍부합니다. 그리고 올리브유에는 오메가-6가 굉장히 적습니다. 이건 정말 완벽한 샐러드예요. 오메가-3와 오메가-6가 균형을 이루고 있죠."

주요리는 생선구이였다. 숯으로 구웠고 올리브유, 레몬주스 그리고 오레가노를 섞은 소스를 곁들였다. 크레타 섬에서는 생선을 항상 통째로 상에 올린다. 생선의 머리 부분을 최고로 치는 것이 우리와 같다.

"이 생선에는 오메가-3가 풍부해요. 특히 EPA와 DHA가 풍부합니다."

또 다른 생선요리가 나왔는데 이번에는 대구였다. 대구의 간에는 오메가-3가 많다. 대구는 마늘 소스로 요리한 것이었다. 생선과 함께 아스파라거스와 비트 같은 채소요리들이 같이 나왔다. 디저트로는 염소젖 요구르트가 나왔다. 요구르트 역시 그리스에서 공수한 것으로 풀만 먹여 키웠기 때문에 오메가-3가 풍부하다.

"이렇게 먹으면 완벽하게 균형 잡힌 식사가 됩니다. 오메가-3, 항산화 물질, 플라보노이드, 마늘 그리고 색소가 풍부한 비트, 그리고 아스파라거스까지요. 굉장히 건강하고 전통적인 식단입니다."

그리스식 전통식단에는 오메가-3와 오메가-6가 균형을 이루고 있다. 사실 세상 그 어느 식단보다도 오메가-3가 풍부하다. 그리스 사람들은 다량의 오메가-3를 생선에서 뿐만 아니라 고기와 달걀에서도 얻는다. 왜냐하면 동물들이 모두 풀을 먹고 자랐고, 달걀을 낳는 닭 역시 곡물을 먹고 자란 것이 아니기 때문이다. 또 치즈에서도 오메가-3를 섭취할 수 있었다. 한마디로 그리스식 식단은 모든 음식에 오메가-3를 함유하고 있었다.

크레타 섬 사람들의 식생활이 과학계의 관심을 끌기 시작한 것은 1948년으로 거슬러 올라간다. 당시 그리스 정부는 2차 대전 후의 그리스의 '조악한' 생활 조건을 개선하기 위해 록펠러 재단의 조사관들을 초청했다. 크레타 섬 사람들의 식단에 대한 자세한 조사가 이루어졌는데 놀랍게도 이 섬사람들은 영양학적으로 부족함이 없는 식사를 하고 있었다. 그 후 안셀 키스의 유명한 7개국 연구가 크레타 섬을 중심으로 행해졌다. 이 연구 결과 크레타 섬 사람들이 비교 국가 중 심장병 발병률이 가장 낮은 것으로 확인되면서 크레타 식단은 전 세계적으로 집중 조명을 받았다. 하지만 안셀 키스는 이 섬사람들이 유별

나게 건강한 심장을 갖게 된 이유를 정확하게 설명해 내지는 못했다. 공은 다음 세대 연구자들에게 넘어갔다. 시모폴로스 박사는 그 일을 하기에 최적격이었다.

그리스 달걀과 미국 달걀

1985년 여름이었다. 미국 국립보건원 영양조정위원회 의장이었던 시모폴로스 박사는 그리스의 펠로폰네소스 반도의 고향집에서 휴가를 즐기고 있었다. 안빌리스트라라고 불리는 그녀의 가족농장이었다. 그녀의 가족은 올리브 나무를 비롯해 갖가지 과수가 자라는 넓은 농장에 염소와 닭을 놓아기르고 있었다. 아침햇살이 아름다운 여름날 아침, 과일나무 아래에서 닭들이 녹색식물을 열심히 찾아 쪼아 먹고 있는 것이 그녀의 눈에 들어왔다. 좀 더 가까이 다가가 지켜보았더니 닭들은 특히 쇠비름을 열심히 먹고 있었다. 고향에 오기 직전 워싱턴 DC에서 쇠비름의 오메가-3 지방산 분석 실험을 막 마쳤던 참이었다. 그녀는 녀석들의 알이 영양면에서 다른 달걀과 차이가 있을지도 모른다는 생각을 했다. 그녀는 달걀 8개를 냄비에 넣고 4분 정도 삶았다. 그리고 그것을 미국 국립보건원 실험실로 가져와서 지방산 조성을 분석했다. 그 결과 고향집의 달걀에는 오메가-6와 오메가-3 지방산이 1:1의 비율로 들어 있었다.

그녀와 동료들은 워싱턴 DC의 한 슈퍼에서 일반 달걀 6개를 사다가 같은 방법으로 가열 후 같은 방법으로 조사했다. 그 결과를 그녀는 믿을 수 없었다. 오메가-3는 거의 없고 굉장히 많은 양의 오메가-6가 함유된 것이 드러났다. 오메가-6와 오메가-3 비율이 거의 20:1이나 됐다.

"믿을 수가 없었죠. 그렇게나 차이가 클 줄 몰랐거든요. 몇 번이나 분석을 반복했고 그 결과가 사실임을 알았습니다. 이것은 굉장히 중요한 교훈을 주고 있죠. 동물 사료의 성분을 바꾸면 동물 자체의 성분이 변한다는 것입니다."

닭들의 자연식은 원래 풀과 벌레였고 녀석들이 옥수수사료를 먹는 것은 단지 사람들이 그것을 먹이기 때문이다. 자연에서 닭들이 자신의 먹이를 스스로 선택해 먹는 경우 오메가-3와 오메가-6의 균형이 잘 맞는 달걀을 낳는다. 하지만 오늘날은 완전히 다르다.

"지금은 닭들이 옥수수사료를 먹고 자라죠. 그 닭들이 달걀을 낳으면 오메가-6 지방산이 많이 함유된 알을 낳는 겁니다. 옥수수 대부분이 오메가-6로 이루어져 있기 때문입니다."

옥수수의 오메가-6와 오메가-3 지방산 비율은 66:1이다. 일반적으로 풀잎은 1:10 정도로 오메가-3가 더 많다. 동물 사료의 성분을 바꾸게 되면 그걸 먹는 동물의 근육 성분이 변하고 그것을 먹은 인간의 뇌, 심장, 근육, 뼈의 성분도 변한다. 이것이 그날 시모폴로스 박사가 깨달은 것이었다.

시모폴로스 박사가 분석한 쇠비름의 오메가-3는 100그램당 0.4그램이었다. 오메가-6는 거의 들어 있지 않았다. 그리스 달걀의 오메가-3 지방산의 양은 달걀 100그램당 1.78그램이었다. 이것은 생선에 들어 있는 오메가-3와 거의 비슷한 양이다.

크레타 섬의 비밀

그리스의 크레타 섬은 바위투성이여서 곡물재배에 적합하지 않다. 따라서 동물들에게까지 곡물사료를 먹일 수는 없다. 그런 이유로 크레타 섬에서는 적은 양의 풀로도 잘 자라는 토끼와 거위를 주로 기르게 되었다. 풀에 풍부하게 함유되어 있는 오메가-3 지방산은 자연히 가축들의 근육에 고르게 퍼지게 된다. 크레타의 거위와 토끼는 1만 년 전 우리 조상들이 사냥해서 잡았던 사슴고기와 기본적으로 지방 조성분이 같은 것이다. 오메가-3 결핍 문제는 결국 '풀'의 결핍 문제로 귀결된다. 그리고 크레타 식단의 숨은 비밀 역시 바로 '풀'이다.

닭 역시 풀을 아주 좋아한다. 경기도 파주의 농장에서 이 사실을 실제로 확인하는 '인증샷'을 촬영했다. 이 농장은 우리 아이가 먹고 계란 알레르기를 고쳤던 그 달걀을 생산한 농장이다. 그때의 인연으로 나는 농장주 현인갑 사장과 친분을 유지해 오고 있었고 현 사장은 기꺼이 내 부탁을 들어주었다.

현 사장이 베어온 풀을 썰어서 닭장에 뿌려주자 닭들이 부리나케 달려들어 한바탕 잔치를 벌였다. 닭은 풀을 좋아한다. 인증샷 촬영은 간단히 끝났다. 현 사장은 공장에서 만들어 파는 사료를 사용하지 않고, 농가 부산물들을 발효하여 만든 사료에 신선한 풀을 섞어 먹인다. 그는 매일 농장 근처의 야산에서 직접 풀을 베어온다.

현 사장은 40년간 양계를 해온 양계업계의 산 증인이다. 그는 지금은 잊혀진 녹사료에 관한 이야기를 들려주었다. 1970년대까지만 해도 판매되는 양계용 사료에는 두 가지가 있었다. 곡물사료와 녹사료. 녹사료는 풀을 베어 말려 가루로 만든 것이었다. 곡물사료와 녹사료를 섞어서 하나의 포대에 담은 사료도 있었다. 그는 녹사료가 표시 함량보다 많이 들어가 붕긋해진 사료 포대들을 골라 반품시키던 일을 기억한다. 곡식보다 풀이 흔하던 시절이었다. 현재는 양계업에서 녹사료란 말 자체가 사라져 버렸다. 풀에 대한 수요가 없어서라기보다는 인건비가 상승해 풀을 베는 일이 수지가 맞지 않게 되었기 때문이다. 녹사료가 더 이상 상품화되지 않을 뿐 아니라 닭에게 풀을 베어다 먹이는 일 자체가 이제는 아예 사라져 버렸다. 취재 중 만난 모든 농가는 그 이유를 인건비 문제라고 했다. 풀을 베어 자급하는 일은 인건비 문제로 불가능하다는 것이다.

요즘 산란계들은 철망 케이지 안에서 옥수수 60%, 콩 30%가 들어간 사료를 먹는다. 녀석들은 신선한 풀이라고는 구경조차 못 해 본 채 평생을 보낸다. 사료에는 풀 대신 비타민과 미네랄 제제 그리고 흙을 대신하여 모이 주머니에 들어갈 석회석 가루가 첨가되어 있다. 사람으로 따지면 콘플레이크와 비타민 알약만 먹고 평생을 사는 셈이다. 이런 음식만 먹고 건강할 수 있는 동물은 없다. 건강하지 못한 닭이 낳은 달걀을 먹으며 건강을 바라는 것은 어리석은 일이다. 우리 아이가 현 사장의 달걀에 알레르기를 일으키지 않았던 것은 너무나 당연한 일이었다.

영양결핍 상태의 아이들

시모폴로스 박사는 우리나라와 마찬가지로 5천 년의 고유한 전통식단을 가지고 있는 그리스에서 태어나 성장했다. 그녀는 어릴 때부터 특별히 건강한 식단을 먹으며 자랐다고 회고한다. 그것은 대대로 내려온 가족농장이 있었기에 가능한 일이었다. 갓 구운 통밀빵을 찍어 먹던 올리브유는 그녀의 농장에서 수확한 것이었다. 시금치 파이에 들어간 달걀은 그날 아침 농장의 닭이 낳은 것이었다. 점심에는 지중해에서 잡아온 생선을 구워먹었다. 아침에 눈을 뜨자마자 식탁에 놓여 있는 과일 바구니에서 잘 익은 과일을 꺼내 먹는 것은 빼놓을 수 없는 즐거움이었다. 과일은 늘 기분 좋게 차가웠는데 이른 아침 동이 트기 전에 따왔기 때문이었다.

1949년 화학을 공부하기 위해 미국으로 건너갔을 때 그녀는 선진국 미국의 음식에 큰 충격을 받았다. 대부분의 음식이 그녀의 관점에서는 도저히 먹을 수 없는 것들이었다. 그녀는 기숙사에서의 첫 번째 아침

> **오메가-3가 많이 들어 있는 채소는?**
>
> 모든 식물의 잎에는 오메가-3 지방산(알파 리놀렌산)이 들어 있다. 알파 리놀렌산은 식물이 광합성을 하기 위해 꼭 필요한 물질이다. 그러므로 푸른잎 채소는 훌륭한 오메가-3 지방산 공급원이다. 특별히 오메가-3가 더 많이 들어 있는 잎이 있을까? 답은 '예스'이다. 쇠비름, 질경이, 명아주 등이 특별히 오메가-3가 더 많은 식물들이다. 예전에는 많이 먹었지만 어느새 우리 식탁에서 멀어진, 그래서 지금은 잡초가 되어 버린 식물들이다.

식사를 아직도 생생히 기억하고 있다. 흰 밀가루 빵은 솜을 씹는 맛이었다. 치즈도 짙은 오렌지색 한 가지 밖에 없었는데 고무처럼 질기기만 했다. 과일은 꽤 먹음직스러워 보였지만 맛과 향이 거의 없었다.

1950년대의 미국식 식단과 전통적인 그리스식 식단의 차이는 그녀에게 충격이었고, 이는 결국 그녀가 의학도의 길을 걷도록 하는 데 한 몫을 했다. 의대에 진학한 그녀는 소아과를 전공했으며 연구의 초점을 영아와 엄마의 영양에 두었다. 그녀는 공부를 해나가면서 많은 질병을 가진 어린아이들이 엄마의 뱃속에서부터 영양장애를 겪는다는 사실을 이내 깨닫게 되었다. 이러한 불행은 가정에서 먹는 음식에 의해 더욱 악화되었다. 학업을 마친 뒤 그녀의 첫 직장은 조지워싱턴 대학병원의 영아실이었다. 그리고 그곳에서 그녀는 다시 한 번 식단이 아이들의 건강에 중대한 영향을 미친다는 사실을 확인할 수 있었다. 이것이 그녀가 미국 국립보건원에서 물질대사와 내분비에 대해 연구하게 된 동기였다. 국립보건원 연구원을 거쳐 그녀는 9년간 국립보건원 영양조정위원회 의장으로 일했다.

그녀가 오메가-3 지방산에 관심을 갖기 시작한 것은 1980년대부터였다. 그녀는 미국 국립보건원의 비만치료 프로그램에 참가하고 있었다. 당시 그녀는 프로스타글란딘의 대사작용에 대해 연구하고 있었다. 그때 그녀는 오메가-3 지방산이 프로스타글란딘의 대사에 매우 중요한 영향을 끼친다는 것을 발견했다. 프로스타글란딘은 일종의 호르몬 물질인데 오메가-3 지방산은 소염작용을 하는 프로스타글란딘의 생산을 돕고 혈소판이 응고하는 것을 막아준다. 반면에 오메가-6 지방산은 염증이 생기게 하고 혈소판의 응고를 촉진했다. 시모폴로스 박사는 이 두 가지 지방산의 차이점을 집중적으로 연구해 봐야겠다고 결심했다.

그녀가 얻은 결론은, 우리 몸은 두 계열의 필수지방산 오메가-6와 오메가-3가 균형을 이룰 때 효율적으로 기능한다는 사실이었다. 전형적인 미국식 식단은 오메가-6 지방산과 오메가-3 지방산의 비율이 20:1 정도로 차이가 매우 크다. 필수지방산이 균형을 이루는 식단의 하나가 바로 그리스 전통식단이다. 아이러니컬하게도 그녀는 그녀가 자랄 때 먹었던 바로 그 식단에 대한 과학적 사실을 얻기 위해 의학자로서의 대부분의 시간을 보낸 셈이다.

"미국식 식단의 경우 오메가-6 지방산의 함량이 굉장히 높습니다. 동물들이 곡물사료를 먹고 자라기 때문이죠. 소도 곡물사료를 먹고, 양도 곡물사료를 먹고, 당연히 돼지도 닭도 그렇습니다. 과거에 동물들이 풀을 먹고 자랐을 때는 사람들이 오메가-3와 오메가-6 지방산을 균형 있게 섭취했습니다. 하지만 지금은 오메가-6 지방산만 섭취하고 있죠."

점심식사를 하면서 그녀는 이 사실을 여러 번 강조했다.

프렌치 패러독스와 가스코뉴의 역설

1991년 미국 CBS 방송의 장수 프로그램인 〈60Minutes〉는 전 미국을 들썩이게 했다. 이 프로그램의 내용은 미국인들이 가장 무서워하는 사망원인 1위인 심혈관 질환에 관한 것으로, 미국인에 비하여 프랑스인이 동물성 포화지방을 더 많이 섭취함에도 심혈관 질환으로 사망하는 확률이 현저히 낮다는 조사결과가 주된 내용이었다. 심혈관계 질환은 동물성 포화지방과 관계가 깊다는 것이 잘 알려진 상식이었으므로 결과가 정반대로 나타난 셈이다. 프랑스인들은 동물성 지방을 많이 먹고도 심장병에 걸리지 않는다니! 프로그램은 이를 '프렌치 패러독스'라고 불렀다.

FAO(세계식량농업기구)의 2002년 조사에 의하면 프랑스인은 매일 평균 108그램의 동물성 지방을 섭취하고 미국인은 72그램을 섭취한다. 반면 심혈관 질환 사망자는 남자 35~74세에서 미국은 10만 명당 115명, 프랑스는 83명으로 나타났다. 이유가 무엇일까? 이 프로그램은 프랑스인들이 즐겨 마시는 적포도주에 레즈베라트롤Resveratrol, 폴리페놀Polyphenols 등의 성분이 다량 함유되어 있다는 점에서 와인이 그 이유일 것으로 추측했다. 이 방송이 나간 후 미국에서는 와인 소비량이 44%나 급격히 증가했다. 하지만 와인 열풍에도 불구하고 미국인의 심혈관 질환 발생률이 떨어졌다는 보고는 나오지 않았다. 와인의 섭취가 심혈관 질환을 예방하는지에 대해서는 아직도 데이터가 충분치 않다.

프렌치 패러독스는 '포화지방'이 심혈관 질환의 원인이라는 전제에서 출발하고 있다. 포화지방의 섭취와 심혈관 질환 사이에는 과연 직접적인 관련성이 있을까? 프랑스인이 미국인보다 심장병에 덜 걸리는 것은 과연 식생활 패턴의 어떤 점 때문일까? 피에르 베일 박사는 프랑스 내에서도 심장병 유병률이 가장 낮은 지역인 가스코뉴 지방의 식습관에 그 해답이 있다고 일러 주었다.

나는 큰 기대를 가지고 가스코뉴 지방으로 갔다. 이 지역은 프랑스 내에서 심장병 질환으로 인한 사망자 수가 가장 적은 곳이며 평균수명이 가장 높은 장수지역이다. 하지만 이 지역 사람들의 육류 소비는 프랑스의 다른 지역보다 오히려 많은 것으로 알려져 있다. 나는 사람들을 만나러 시장으로 갔다.

가스코뉴 지역 모상스 시내에는 토요일마다 장이 선다. 인구가 적은 곳이라 사람들이 바글거리지는 않지만 이 지역에서 이렇게 사람들이 모이는 날도 드물다. 99세의 할아버지가 노란 닭을 사 가지고 간다. 그러고 보니 채소와 과일 파는 가게보다 푸줏간 냉동차 앞에 사람들이 더 많다. 푸줏간에서도 인기 있는 고기는 오리와 닭. 비둘기도 판다. 오리 통조림을 직접 만들어 가지고 나온 농부도 있다. 가르비요 랑데즈(당근, 감자, 콩, 파, 배추에 오리고기 넣어 묵힌 병조림.) 릴레트(오리고기를 다져서 잼처럼 만든 것, 빵에 발라 먹는다.) 등 시장에는 오리고기 요리들이 많았다.

가스코뉴 지역은 소나무 숲으로 가득했다. 앞서 방문했던 브레타뉴 지역은 초지가 많고 숲이 적은 지역이었으나 이곳은 온통 소나무 숲이었다. 이 소나무 숲은 나폴레옹 3세가 인공 조림한 것이다. 인공 조림 이전에는 황량한 모래 지역이었다. 나무를 베 실어 나르는 대형 트럭들이 자주 눈에 띄었다. 이 지역은 초지가 부족하고 지표면에 물이 충분하지 않기 때문에 소를 기르기가 어렵다. 그래서 가스코뉴 지방에서는 전통적으로 가금류 목축에 특히 더 큰 가치를 부여해 왔다. 이 지역 출신으로 파리에서 요리를 배운 후 고향에 돌아와 식당을 운영하고 있는 요리사 장 폴 클라베는, 이 지역은 옛날부터 오리, 거위 같은 가금류를 즐겨 먹었다고 일러주었다. 오리와 거위는 풀을 먹는 초식성 조류이다.

예전에 이 지역은 프랑스 내에서 가장 가난한 지역 중 하나로 꼽혔다. 분익농제(지주와 소작인이 일정 비율로 수확물을 나누어 가지는 제도)와 같은 봉건적 생산방식이 비교적 오랫동안 유지되었고, 가족농과 자급자족이 다른 지역보다 더 오랫동안 유지되었다. 이 지역에서는 집집마다 직접 오리를 기르거나 돼지를 치는 일이 10여 년 전까지도 흔했다. 그래서 지역에서 생산된 지역 농산물을 선호하는 경향이 지금도 뚜렷하다. 법률 규제 때문에 집에서 도살하거나 가정에서 축산 가공품을 만들어 파는 것이 불가능해졌지만 사람들은 아직도 전통적인 생산방식을 선호한다. 그래서 대규모 농장에서도 토종 종자를 지키며 자연방목을 고수하고 있는 곳들이 많다. 다른 지역에 도입된 공장형 축산이 아직 이곳에는 들어오지 않았다.

풀을 먹여 키우는 프랑스 토종닭

1만 4천 마리의 닭을 기르는 에릭 쉬빌로의 닭농장은 가스코뉴 사람들의 농업 형태를 잘 보여주는 곳이다. 농장은 소나무 숲을 보호하기 위해 지정된 가스코뉴 국립공원 내에 있었다. 쉬빌로는 정부 소유의 국립공원을 임대하여 닭을 기르고 있다.

아침 6시, 에릭 쉬빌로의 하루 일과는 숲속 여기저기에 놓인 닭장문을 열어주는 것으로 시작된다. 쉬빌로 씨가 닭장문을 열자 닭들이 쏟아져 나왔다. 이동식으로 지어진 닭장은 숲 언저리 세 군데에 위치해 있다. 닭들은 곧장 숲으로 들어가 풀을 쪼아 먹기 시작했다. 해가 뜬 이후 조금이라도 지체되면 닭들이 스트레스를 받아 서로를 쪼아 죽이기 때문에 단 1분도 닭장 개방을 지체해서는 안 된다고 한다. 닭들이 모두 빠져 나간 닭장에는 옥수수 모이통과 물이 놓여 있었다. 밤 사이 닭장에서는 옥수수를 먹고 밖에서는 풀과 풀벌레를 먹는다. 무엇을 더 많이 먹는지는 농장주도 알지 못했다. 이 닭들은 가스코뉴 토종닭으로 '꾸뉘'라는 종이다. 꾸뉘는 목에 털이 없다는 뜻인데 닭들은 정말 목에 털이 하나도 없다.

농장엔 울타리가 없지만 닭들은 닭장에서 그다지 멀리 가지 않는다. 그저 30미터 반경 안에서만 움직인다. 그래서 닭장 주변의 풀을 다 먹으면 닭장을 다시 풀이 많은 곳으로 순환해서 옮겨준다. 울타리가 없어서 종종 들짐승들이 닭을 잡아가지만 그냥 감수한다고 한다. 다른 지역의 일반 닭은 45일이면 출하되지만 이 농장의 닭은 100일 이상 기른 후 출하한다. 운동량이 많기 때문에 살이 천천히 오른다는 설명이었다. 이 농장의 닭들은 하루 16시간을 숲에서 보낸다.

쉬빌로 씨 부부가 닭을 조리했다. 가스코뉴의 토종닭 꾸뉘는 노란색 다리와 뱃가죽이 특징이다. 그래서 토종닭은 쉽게 알아본다. 꾸뉘라 하더라도 가두어 기르면 노란색이 나타나지 않는다. 이 노란색은 반드시 방목해서 길러야만 나타나는 특징이다. 이 지역 사람들은 노란 닭이 아니면 안 먹는다고 한다. 그래서 슈퍼마켓에서도 흰 닭은 아예 팔지도 않는다.

쉬빌로 씨가 닭고기를 맛보고 가라며 붙잡았다. 우리는 화덕의 닭고기가 익기를 기다리며 느긋하게 전원의 정취를 감상했다. 향긋하게 익어가는 닭고기 냄새가 인상 깊었다. 요즘 닭고기는 조리할 때 역한 냄새가 나는 경우가 많다. 농장 안주인은 닭똥집만을 따로 조리해서 닭고기에 곁들여 주었다. 샐러드에도 닭똥집을 곁들였다. 프랑스 사람들도 닭을 먹을 줄 안다. 닭똥집은 아삭한 식감이 일품이었다. 닭고기는 푸석하지도, 질기지도 않았고 닭고기 특유의 풍미가 진하게 느껴졌다. 양도 많아서 닭 한 마리로 취재팀을 포함해 6명이 배불리 먹을 수 있었다.

쉬빌로 씨가 기르는 토종닭 꾸뉘는 고기를 위한 육계지만 농장에서 맛본 것 중 최고는 달걀이었다. 후식으로 나온 계란 푸딩을 한 순가락 떠먹는 순간 진한 유황냄새가 코를 확 찔렀다. 계란에서 이런 냄새를 맡은 기억이 난다. 유년 시절 강원도 산골에서 이따금 얻어먹었던 바로 그 토종닭 계란 맛이다. 당시 우리 농가에서는 닭들을 놓아길렀다. 옥수수와 보리쌀 같은 것을 모이로 주기도 했지만 닭들은 하루 종일 집주위에서 풀을 쪼거나 벌레를 잡아먹었다. 토종닭 닭똥집에는 으레 소화가 채 안 된 녹색의 먹이들이 가득 들어 있었다. 프렌치 패러독스의 진짜 이유는 풀을 먹고 자란 가금류의 섭취와 관계가 있다. 음식을 생산하는 일이 문화의 일부분으로 지속된다는 것이, 아마도 이 지역 사람들이 프랑스 최고의 건강을 유지하는 비결일 것이다.

생명은 오메가-3 지방산을 선택했다

구석기인들은 하루에 필요한 열량의 55%를 고기로부터 얻었다. 구석기 시대의 고기는 현재의 것과 전혀 달랐다. 동물들이 풀을 먹고 많이 달렸기 때문이다. 결과적으로 구석기인들이 섭취한 오메가-6 지방산과 오메가-3 지방산 비율은 1:1이었다. 이런 섭생은 인류 진화의 역사에서 99.6%의 기간 동안 지속되었다.

오메가 지방산이 도대체 뭐죠?

오메가 지방산이 조금이나마 과학계에 알려지기 시작한 것은 불과 30년 전인 1980년대이다. 그 이전에 구성된 식단표, 다이어트 이론 등은 오메가-3를 전혀 고려하지 못했다. 비타민을 모르는 영양사가 짠 식단이 온전할 수 없듯이 오메가-3 지방산이 포함되지 않은 식단은 몸은 물론 정신건강까지도 위험에 빠뜨릴 수 있다. 오메가-3 지방산은 오늘날처럼 먹거리가 불안한 때 우리가 무엇을 먹어야 하는가의 문제를 해결할 결정적인 단서를 제공해 준다.

오메가 지방산을 포함한 모든 지방산 분자는 탄화수소 사슬로 이루어져 있는데 머리에 긴 꼬리가 달려 있는 올챙이 모양이다. 이 지방산이 글리세롤 분자와 합쳐진 것이 중성지방(트리글리세리드)이다. 우리가 먹는 대부분의 지방이 바로 중성지방이다. 참기름, 들기름, 올리브유를 비롯해 버터, 코코넛오일, 돼지기름 등이 모두 중성지방이다. 중성지방은 한 개의 글리세롤 등뼈에 세 개의 지방산 사슬이 달려 있는 구조라고 이해하면 쉽다. 이 중성지방이 옥수수기름처럼 액체가 되느냐 버터처럼 고체가 되느냐는 어떤 지방산이 붙어 있느냐에 따라 달라진다. 뻣뻣한 포화지방산이 달려 있으면 고체가 되고 유연한 불포화지방산이 달려 있으면 액체가 된다.

지방산 사슬의 길이는 탄소 6개에서 22개까지인데 사슬의 마지막 탄소, 즉 꼬리의 맨 끝에 붙은 탄소를 오메가 탄소라고 부른다. 오메가-3, 오메가-6, 오메가-9과 같은 구별은 오메가 탄소로부터 첫 번째 이중결합이 나타나는 거리로 결정된다. 오메가-3 지방산은 오메가 탄소로부터 탄소 세 번째 거리에 첫 번째 이중결합이 나타난다. 오메가-6 지방산은 오메가 탄소로부터 탄소 여섯 번째 거리에 첫 번째 이중결합이 나타난다. 이중결합이 있는 오메가 지방산은 수소가 부족하다는 의미로 '불포화' 지방산이라고도 한다. 반대로 탄소사슬마다 수소가 꽉 찬 포화지방산은 이중결합이 없다. 오메가-3 지방산은 이중결합이 3개 이상인 다가 불포화지방산으로 지방산 중에서 탄소사슬이 가장 길고 유연하다.

생산용 VS 저장용

오메가-3 지방산 이야기는 알파 리놀렌산에서 시작한다. 식물은 광합성을 하기 위해 매우 유연한 성질을 가진 지방산을 필요로 한다. 엽록소라는 식물엔진에 오일 역할을 하는 이 물질이 바로 오메가-3 지방산의 일종인 알파 리놀렌산이다. 알파 리놀렌산은 식물의 녹색 잎이나 녹색 줄기에서 발견되는데 엽록소가 빛의 광자를 붙잡아 포도당을 합성하는 데 반드시 필요한 물질이다.

식물은 광합성으로 만든 에너지를 저장할 목적으로 오메가-6 지방산의 일종인 리놀렌산을 만든다. 알파 리놀렌산이 쉽게 산화하여 저장용으로는 적합하지 않기 때문이다. 오메가-3는 생산용, 오메가-6는 저장용이다. 그래서 잎에는 오메가-3가 많고 씨앗에는 오메가-6가 많다.

오메가-3와 오메가-6 지방산을 만드는 능력은 오로지 식물만의 것이다. 동물은 오메가-3와 6를 얻기 위해 식물이 만들어준 알파 리놀렌산과 리놀렌산을 먹이를 통해 섭취해야만 한다. 사람도 마찬가지다. 그래서 음식을 통해 반드시 섭취해야만 하는 이들 불포화지방산을 필수지방산이라고 한다. 20세기 초까지 영양학계에 알려진 필수지방산은 오메가-6 지방산 하나였다. 여기에 오메가-3 지방산이 포함되고, 오메가-3 지방산과 오메가-6 지방산의 관계가 규명된 것은 최근의 일이다.

먹이를 통해 동물의 몸에 들어온 알파 리놀렌산은 좀 더 다양한 형태로 변환되어 쓰인다. 식물의 광합성에서 알파 리놀렌산은 충분히 유연하지만, 더 빠른 움직임을 요구하는 동물은 이 정도의 유연성으로는 충분하지 않아서 알파 리놀렌산에 탄소 사슬을 보태 길이를 늘이고 이중결합을 추가하여 사용한다. DHA와 EPA가 알파 리놀렌산으로부터 동물이 만드는 오메가-3 지방산이다. DHA는 탄소사슬이 무려 22개로 대단히 길다. DHA는 머리가 좋아지는 물질로 잘 알려져 있는데, 뇌세포를 포함한 동물의 세포 활동의 속도를 높여주는 중요한 물질이기 때문이다.

식물의 저장용 지방산인 리놀렌산은 동물의 몸에 흡수되어 동물성 오메가-6인 아라키돈산이 된다. 아라키돈산의 중요한 기능 중 하나가 세포 안에 지방을 쌓는 일이다. 생산용과 저장용이라는 차이는 동물의 몸에서도 계속 이어지고 있는 셈인데, 오메가-3와 오메가-6가 몸에서 발현하는 생리학적 차이는 그보다 훨씬 더 극적이다. 내가 만난 철인3종경기 선수 매트는 오메가-3와 오메가-6의 생리적 차이를 매우 잘 이해하고 활용하는 사람이다.

오메가-3에 열광하는 철인3종경기 선수

고지대에 위치한 콜로라도스프링스는 장거리 달리기 같은 지구력 훈련에 안성맞춤인 도시이다. 이곳에는 미국 올림픽 선수촌이 있다. 매트 크라보트가 소속된 미국 철인3종경기 대표선수들도 이 선수촌에서 훈련하고 있었다. 이른 아침 선수촌 앞 잔디밭에서 매트를 만났다. 매트는 막 아침 운동으로 10킬로미터를 달린 후 쿨다운 체조를 하고 있었다. 구릿빛 피부에 탄탄한 근육, 그리고 매서운 눈빛, 한눈에 보기에도 그가 뛰어난 장거리 선수라는 것을 알 수 있었다. 매트는 철인3종경기 미국 챔피언이다.

두 달 전, 나는 미국 철인3종경기 팀의 단장에게 메일을 보내 오메가-3 지방산을 식단에 반영하여 경기력이 향상된 선수를 소개시켜 달라고 했다. 사실상 가망이 없던 이 섭외는 촬영팀이 콜로라도에 머무는 마지막 날 극적으로 이루어졌다. 이것이 가능했던 것은 매트가 적극적으로 취재 대상이 되기를 자원했기 때문이다. 그래서 보안구역이나 다름없는 이곳의 삼엄한 경계망을 공식적으로 뚫고 들어가 대표선수의 연습 장면을 촬영하는 뜻밖의 행운을 누리게 되었다.

아침 운동을 마치고 우리는 선수 전용식당에서 매트가 아침식사를 하는 모습을 촬영했다. 매트는 다채롭고 풍족한 음식들 가운데 극히 일부분만을 가려서 접시에 담았다. 그가 선택한 것은 드레싱 없는 채소와 과일, 그리고 달걀 오믈렛이었다. 10킬로미터를 달린 사람치고는 식사량이 많지 않아 보였다. 식사를 하면서 그는 선수촌의 일방적인 미국식 식단으로부터 지방산 균형을 지키기 위해서는 세심한 주의 이상의 것이 필요하다고 말했다.

　식사를 마치자 그는 오메가-3 캡슐을 먹었다. 매트는 오메가-3 보충제를 종류별로 다 가지고 있었다. 생선기름으로 만든 오메가-3 캡슐을 복용한 지는 1년이 넘었고 몇 달 전부터는 아마씨와 치아씨를 먹고 있었다. 치아는 고대 아즈텍인들이 먹었던 씨앗으로 오메가-3가 많이 들어 있다. 오메가-3 보충제를 먹은 후로 그를 괴롭히던 근육통이 감쪽같이 없어졌다. 경기 후 회복시간도 빨라졌다. 정신이 더욱 명료해지고 훈련에 집중할 수 있게 되었다.

　나는 그가 어떤 고기를 먹는지 궁금했다. 그는 대뜸 선수촌의 고기는 먹지 않는다고 했다. 선수촌 식당에는 풀을 먹인 고기가 없기 때문이었다. 선수촌의 저녁 메뉴에는 항상 생선이 있으므로 고기 대신 생선을 먹는다는 것이다. 이따금 고기를 먹고 싶을 때는 밖에서 풀 먹인 소고기나 야생 사슴고기를 사다가 직접 구워먹는다는 것이었다. 나는 그가 밖에서 풀 먹인 소고기를 구입해 방에서 직접 구워먹는 장면을 촬영하고 싶었다. 매트도 동의했다. 하지만 선수촌 기숙사에서의 촬영은 허가되지 않았다. 그가 외출하여 풀 먹인 소고기를 구입하는 장면도, 선수 식당에서 고기 대신 생선을 먹는 장면도 허락되지 않았다. 홍보담당자가 태도를 갑자기 바꾸어 촬영에 비협조적으로 나왔기 때문이다. 선수촌의 고기는 먹지 않는다는 말이 인터뷰를 지켜보던 선수촌 홍보담당자를 자극한 것이 분명했다. 일반적으로 지구력 경기 선수들은 저지방 식사를 하는 것이 관행인데도 선수촌에 방목만으로 키운 고기가 없는 것은 뜻밖이었다. 오메가-3가 실종된 선수촌 식당은 그대로 미국의 현실을 반영하고 있었다.

매트는 최대한 야생에 가까운 고기를 먹으려고 애쓰고 있었다. 야생 돼지, 야생 순록, 야생 사슴 등이 평소 그가 즐겨 먹는 고기이다. 생선도 많이 먹고 채소와 과일도 의식적으로 많이 먹으려고 애쓴다. 빵 같은 탄수화물은 되도록 적게 먹는다. 보충제를 먹어서라도 오메가 지방산의 균형을 맞추고 있다. 이런 그의 식단은 '운동선수를 위한 구석기 식단'이라고 알려진 것으로 지구력 경기 선수들 사이에서는 이미 잘 알려진 것이다. '운동선수를 위한 구석기 식단'은 스스로 철인3종경기 선수였고, 지금은 미국 사이클 대표팀 코치를 맡고 있는 조 프리엘에 의해 처음 주창된 것이다.

구석기인처럼 먹어라

조 프리엘이 구석기 식단과 오메가 지방산에 대해 알게 된 것은 이웃에 사는 운동생리학자 코데인 박사가 쓴 〈구석기 다이어트〉란 책을 접하면서였다. 코데인 박사가 〈구석기 다이어트〉에서 주장한 내용은 엘리트 선수들의 코치로서 조 프리엘이 평생 견지했던 영양학의 기본 상식을 뒤집는 것이었다.

코데인의 주장을 요약하면 이렇다. 우리의 유전자는 2백 50만 년 전 구석기인과 거의 달라지지 않았으므로 우리는 구석기 시대의 수렵채집인들이 먹었던 것과 같은 것을 먹을 때 가장 건강하다. 우리가 소비하는 음식의 72% 정도가 구석기 시대에는 전혀 존재하지 않았던 것이다. 구석기인들은 단백질과 지방을 더 많이 먹었으며 탄수화물은 적게 먹었다. 쌀, 밀, 보리, 옥수수 같은 곡물은 약 1만 년 전에야 겨우 '발명'되었으므로 구석기인들에게는 생소한 것들이다. 구석기인들은 하루에 필요한 열량의 55%를 고기로부터 얻었다. 구석기 시대의 고기는 현재의 것과 전혀 달랐다. 동물들이 풀을 먹고 많이 달렸기 때문이다. 결과적으로 구석기인들이 섭취한 오메가-6 지방산과 오메가-3 지방산 비율은 1:1이었다. 이런 섭생은 인류 진화의 역사에서 99.6%의 기간 동안 지속되었다.

조 프리엘은 코데인의 구석기 식단에 회의적이었다. 사이클 국가대표팀의 코치로서 그는 선수들에게 과학적인 훈련 프로그램을 짜고 이상적인 식단에 대해 조언을 해줄 의무가 있었다. 그는 장거리 경기에서 탄수화물의 효과를 굳게 믿고 있었다. 그가 쓴 훈련 교범에서도 열렬하게 탄수화물을 옹호했었다. 경기 전날 스파게티 한 접시를 가득 먹는 것은 철인3종경기 선수들의 오랜 관행이었다. 그와 코데인 교수는 이 문제로 상당히 오랫동안 논쟁을 벌였다. 결국 조 프리엘은 구석기 식단을 직접 실험해 보기로 했다. 효과가 있을 리 없으니 결과를 가지고 직접 코데인의 코를 납작하게 해줄 의도였다. 첫 2주간 구석기 식단은 체력저하를 가져왔다. 그러나 3주차에 들어서면서 50% 정도 더 달릴 수 있게 되었다. 4주차에는 또 50% 정도 더 먼 거리까지 달릴 수 있었다. 놀라운 일이었다. 그 후로 그는 구석기 식단의 신봉

자가 되었다. 그는 구석기 식단을 선수들에게 적용하여 얻은 결과를 가지고 코데인 교수와 함께 〈운동선수를 위한 구석기 식단〉이란 책을 공동 집필했다.

대부분의 지구력 운동선수들은 고기를 먹는 데 회의적이다. 그들은 포화지방의 사악함에 세뇌되었고 햄버거 고기의 질적인 문제에 대해 귀에 못이 박히도록 들었으며, 다큐영화 〈슈퍼 사이즈 미Super Size Me〉를 보면서 고개를 끄덕였었다. 하지만 코데인 교수는 이렇게 말한다.

"오늘날의 고기는 단백질의 탈을 쓴 지방이다. 그러나 찾아보면 건강한 고기도 있다. 물론 나는 패스트푸드 햄버거와 황제다이어트에는 전적으로 반대한다. 하지만 수영장 물과 함께 헤엄치던 아이도 함께 버리는 우를 범하지는 말자."

좋은 고기야말로 지구력의 핵심이라는 것이다.

코데인 교수와 조 프리엘이 만든 〈운동선수들을 위한 구석기 식단〉은 기름기 적은 육류(가능하면 야생 육류나 풀 먹인 소고기), 생선, 채소, 과일, 올리브유 등으로 구성된다. 이렇게 되면 탄수화물의 섭취는 감소하고 단백질과 지방, 오메가-3와 미량 영양소의 섭취가 증가된다. '구석기 식단은 전혀 이상하지 않다. 오히려 1만 년 전부터 먹기 시작한 것들, 특히 최근 먹기 시작한 것들이 이상한 것이다'라고 코데인 교수는 말한다.

태초의 청사진과 오메가-3

구석기 식단을 폄하하기는 아주 쉽다. 당장 누구라도 이렇게 말할 것이다.

"그래서 원시인들의 평균수명이 얼마였지? 25세 아니었나?"

선사시대 인류는 가혹한 생존 조건 속에서 고통스러운 삶을 살았다고 알고 있지만 이는 잘못 알려진 것이다. 구석기인들은 군살 없는 탄탄한 근육과 큰 키를 가진 건장한 사람들이었다. 미국 국립보건원 노화연구센터의 리처드 커틀러 박사의 연구에 따르면 1만 5천 년 전 호모사피엔스의 최대 기대수명은 94세였다. 현대인은 91세이다. 1만 년 전 구석기인들은 현대인과 거의 같은 키에 비슷한 체중이었다. 물론 근육이 더 많고 체지방은 적었다. 이들은 구성원들의 지위가 평등한 사회를 유지했다. 우리가 '원시인'하면 떠오르는 헐벗고 굶주리고 추위에 떨며 맹수들에 위협받는 이미지들은 미디어들이 만들어 낸 허구이다. 구석기인들의 생활상은 현존하는 아마존의 미발견 원주민들의 그것과 유사하다. 이들은 하루 3-4시간 정도의 노동, 한가로운 일상, 그리고 완벽한 영양상태로 특징된다. 이들은 심장병과 고혈압 같은 현대병으로 고생하지도 않았을 뿐 아니라 완벽한 건강을 누린 사람들이었다. 19세기 초 지구상에 남아 있던 수렵채집인들을 연구한 인류학자들이 기록해 놓은 수천 장의 사진과 의료기록들이 이를 증명한다. 이들 중에 프라이스 박사가 있다.

20세기 초 치과의사였던 웨스턴 프라이스는 세계 각지에 남아 있던 원주민들의 건강상태를 연구하여 〈영양과 신체의 퇴화〉라는 역저를 펴냈다. 이 책에서 프라이스는 괴혈병 등 영양결핍으로 인한 각종 질환에 시달릴 것으로 예상했던 고립 원주민들이 놀랍도록 완벽한 건강상태를 유지하고 있음에 놀랐다고 적고 있다. 매끄러운 피부, 반짝이는 눈, 균형 잡힌 체형 등으로 볼 때 이들은 완벽한 영양을 누리고 있었다. 치과 치료를 받은 적이 없는 이들의 치아 역시 완벽했다.

그는 스위스의 고립 지역, 북아메리카의 이누이트와 인디언, 폴리네시아 군도의 원주민, 아프리카 소수 종족, 오스트리아의 원주민, 뉴질랜드의 마오리족, 남아메리카의 인디언들을 만나보았다. 어디를 가든지 원주민들은 아름답고 곧은 이빨, 건장한 신체, 높은 질병 저항력, 준수한 용모 등을 지니고 있었다. 기형적인 이빨과 충치는 서구사회에서만 존재하는 질병이었다. 그는 서구사회에서 만연하기 시작한 퇴행성 질환들이 영양의 문제임을 확신했다.

프라이스 박사는 고립 원주민이 먹는 음식을 분석하면서 그들이 버터, 물고기알, 패류 그리고 동물 내장을 통해 지용성 영양분을 충분히 섭취한다는 것을 발견했다. 장차 부모가 될 준비를 하는 소년 소녀와, 임신 중이거나 수유기의 여성에게는 더 많은 동물성 지방이 주어졌다. 프라이스 박사는 이들 고립 원주민들의 음식에 풍부하게 포함되어 있으나 현대인의 음식에는 결핍된 영양분을 지용성 비타민과 유사한 어떤 물질로 생각하고 이 물질에 X라는 이름을 붙였다. 현대 문명의 식단에는 없고 원시인의 식단에는 풍부했던 이것, 물질 X는 과연 무엇일까?

지구상의 생명체는 바다에서 태동했다. 바다 생태계의 먹이사슬에서 기본이 되는 것은 식물성 플랑크톤인 미세조류이다. 광합성을 하는 미세조류에는 오메가-3 지방산이 풍부하다. 바다 식물들은 씨앗을 만들지 않으므로 조류에는 오메가-6가 없다. 태초의 생명은 오메가-3가 풍부한 환경에서 진화했다.

대기 중에 산소가 충분해지자 동물은 바다에서 육상으로 올라와 진화를 계속했다. 1만 년 전 구석기 시대까지도 인류는 일상적으로 오메가-3를 충분히 먹었던 것으로 추정된다. 푸른 잎이나 생선, 사냥한 동물의 고기에는 오메가-3가 풍부했다. 인체에 오메가-3를 저장하는 기제가 없다는 것도 이를 방증한다. 반대로 오메가-6 지방산은 구석기인들에게는 매우 귀한 영양분이었다. 오메가-6가 들어 있는 음식은 식물의 씨앗뿐이었고 씨앗과 열매는 특정 계절에만 한시적으로 먹을 수 있는 귀한 식품이었다. 이런 이유로 오메가-6는 오메가-3와는 다른 기능을 부여받았다. 두 지방산의 기능이 전혀 다르다는 것이 밝혀진 것은 오메가-6 지방산이 동물의 동면에 꼭 필요한 영양분이라는 것을 발견하면서부터이다.

생명의 속도

그레고리 플로란트 교수는 마멋(다람쥣과 마멋속의 포유류. 몸은 작은 토끼만 하고 온몸이 회갈색 털로 덮여 있음.)을 가지고 동물이 동면을 시작하는 신호가 되는 물질이 무엇인지 알아보는 연구를 하고 있었다. 마멋은 햄스터의 사촌쯤 되는 콜로라도 지역 토착종이다. 동면에서 지방이 하는 역할은 오랫동안 풀기 어려운 난제였다. 그때까지 연구자들은 먹이에 들어가는 불포화지방산을 구별하지 않고 하나로 묶어서 실험하고 있었고 결과에 일정한 패턴이 나타나지 않았다. 플로란트 교수는 마멋에게 오메가-3와 오메가-6를 구별해서 먹여보기로 했다.

플로란트는 마멋을 두 그룹으로 나누어 한 그룹에게는 아마씨 기름이 든 사료를 먹였다. 아마씨 기름에는 마멋의 여름철 먹이에 풍부하게 들어 있는 오메가-3 지방산인 알파 리놀렌산이 들어 있다. 10월이 되자 플로란트 교수는 오메가-3를 먹고 있는 마멋을 추운 방에 넣고 빛이 들어오지 않게 했다. 하지만 마멋은 동면에 들지 않았다. 춥고 어두운 방에서 마멋은 활동을 계속했다. 겨울이 가고 봄이 오도록 마멋은 동면에 들지 않았다. 반대로 오메가-6가 들어 있는 사료를 먹인 마멋은 같은 조건에서 스케줄대로 동면에 들어갔다. 마멋의 동면 신호는 오메가-6 지방산이었다.

이 실험은 호주 울릉공 대학교의 토니 헐버트 교수에게 큰 힌트가 되었다. 그는 동물들의 대사 속도를 결정하는 메커니즘을 규명하려고 애쓰고 있었다. 종에 따라 대사 속도는 천차만별로 다르다. 어떤 동물의 세포는 빠르게 에너지를 태워 고속으로 활동하고, 어떤 동물은 천천히 연료를 태우며 느릿느릿 움직인다. 토니 헐버트 교수는 호주의 풍부한 생물학적 다양성의 도움을 받아 세포막의 오메가-3와 오메가-6의 비율이 동물의 대사 속도를 결정한다는 결론에 도달했다. 그에 의하면 오메가-3는 세포의 가속기이고 오메가-6는 브레이크이다. 마멋이 동면에 들기 위해서는 생명의 속도를 잠시 느리게 유지할 브레이크인 오메가-6가 필요했다. 이 연구로 헐버트 교수는 세계적인 주목을 받았고 그의 학설은 '페이스메이커 이론Pacemaker Theory'이라고 명명되었다. 속도 조절, 말 그대로 오메가-3와 오메가-6 지방산은 생명의 속도를 조절한다.

세포막 전쟁터에서는 지금 무슨 일이 벌어지고 있는가?

내가 만난 토니 헐버트 박사는 인자한 인상이었다. 그는 우리 취재팀을 살갑게 반겼다. 헐버트 박사는 세포막의 지방산 균형 문제가 전 지구촌의 건강과 관련된 중대한 사안이므로 언론에서 이 사실을 바르게 알리는 것이 가장 중요하다고 생각하고 있었다. 연구실로 우리를 안내한 그는 세포 모형과 비디오 등을 총동원해서 생화학적 지식이 없는 사람도 충분히 이해할 만큼 친절하게 연구 결과를 설명해 주었다.

이제 본격적으로 오메가-6와 오메가-3가 과연 어떤 싸움을 벌이는지 그 전황을 자세하게 살펴보자. 두 주인공의 전쟁터는 세포막이다. 세포막은 모든 세포의 바깥을 둘러싸는 얇은 막으로 지방으로 만들어진다. 오메가-6와 오메가-3 지방산은 세포막을 구성하는 성분이다. 두 물질은 세포막의 한정된 자리를 놓고 서로 경쟁한다. 세포막을 만드는 효소는 오메가-6와 오메가-3를 구별하지 못하기 때문에 이 경쟁은 두 물질의 양으로 결정된다. 결과적으로 세포막의 오메가-6와 오메가-3는 우리가 먹는 음식의 오메가-6와 3의 비율을 고스란히 반영한다.

헐버트 박사는 직접 자신의 몸을 실험함으로써 이를 증명했다. 그는 자신의 입 안에서 속살(구강 상피)을 조금 떼어내 세포막만을 분리한 후 세포막의 지방산 비율을 측정했다. 그의 구강 상피 세포막의 오메가-6와 오메가-3의 비율은 20:1이었다. 그는 식단을 바꾸어 오메가-3가 풍부한 음식만을 먹기 시작했다. 하루 세끼를 연어와 브로콜리로만 먹었다. 그리고 매 끼니마다 다량의 오메가-3 보충제를 곁들였다. 2주일이 지나자 세포막의 지방산 비율은 1:1이 되었다. 그 자신도 이처럼 빠른 변화에 놀라지 않을 수 없었다. 1:1의 비율이 달성된 후 곧바로 평상시 식사로 돌아갔다. 다시 2주일 후 그의 세포막 지방산 비율은 원래처럼 20:1이 되어 있었다. 그가 측정한 세포막의 오메가-3와 오메가-6는 각각 DHA와 아라키돈산이었다. 두 물질은 동물의 세포막을 구성하는 주성분이다.

세포의 가속 페달 DHA

인체가 사용하는 오메가-3 지방산 가운데 대표주자인 DHA Docosahexaenoic acid는 지방산 중에서도 가장 길고 가장 포화도가 낮은 지방산이다. 동물은 식물에서 섭취한 알파 리놀렌산을 변용하여 DHA를 만든다. 세포막의 DHA는 탄소사슬의 모양을 수백 가지 다양한 형상으로 바꾸는데 그 속도가 일 초에 수천만 회에 달한다. 알파 리놀렌산보다 두 배 많은 6개의 이중결합 사슬이 갖는 비꼬임 특성 덕분이다.

그래서 DHA는 생명체에서 가장 빠른 속도를 요구하는 임무에 투입된다. DHA가 가장 많은 곳은 두뇌와 눈이다. 두 번째로 DHA가 많은 곳은 빠르고 치열하게 헤엄쳐야 하는 정자의 꼬리이다. 그리고 다음으로 1분당 70회 평생 2천만 번 고동쳐야 하는 심장 근육에 DHA가 많다.

1초에 52회 날갯짓을 하는 벌새의 날개 근육에는 DHA가 매우 풍부하다. 물론 벌새의 다리 근육에는 DHA가 별로 없다. 벌새는 꿀뿐 아니라 곤충을 잡아먹음으로써 오메가-3 지방산을 섭취한다. 방울뱀의 방울 근육은 다른 근육보다 DHA가 많다. 순록은 다리 근육보다 발굽에 DHA가 많다. 차가운 눈과 서리를 견뎌야 하는 발굽에 혈액순환이 중요하기 때문이다. 생선에는 DHA가 많다. 낮은 온도와 높은 압력을 견뎌야 하는 탓에 특별한 유연성이 요구되기 때문이며 오메가-3 지방산이 풍부한 조류를 기본 먹이로 하기 때문이기도 하다.

세포막은 세포의 대사 활동을 조절하는 중요한 기관이다. 세포막의 오메가 지방산 비율은 대사 속도, 인슐린 저항성 등 세포의 기능에 영향을 미친다. 두 지방산의 비율이 세포막의 유동성과 투과성을 결정하기 때문이다. DHA(오메가-3 지방산)가 충분한 세포막은 수용체가 빠른 속도로 위치를 옮길 수 있어서 호르몬 반응 속도가 빨라진다. 또 포도당이 빠른 속도로 세포 안으로 들어올 수 있게 되어 대사 속도가 빨라진다. 반면에 아라키돈산(오메가-6 지방산)이 과잉인 세포막은 오메가-3 부족으로 인해 호르몬 반응 속도와 포도당 이동 속도가 떨어진다. 오메가-3와 오메가-6는 한 쌍의 스위치처럼 대사 속도를 조절하는 기제로 작용한다.

가을나라 다람쥐

헐버트 교수의 페이스메이커 이론을 한편의 동화처럼 써보았다. 동화의 제목은 '가을나라 다람쥐'.

한 무리의 다람쥐들이 봄 여름 가을 겨울이 뚜렷한 온대지방에 살고 있었다. 봄부터 여름까지 다람쥐들은 지천으로 널린 풀잎, 나뭇잎 같은 먹이를 주로 먹었다. 다람쥐들의 세포막은 풀잎에 풍부하게 들어 있는 오메가-3 지방산으로 채워지게 된다. 오메가-3 지방산은 1초에 약 1백만 번 이상 그 형태를 변화시킬 수 있는 매우 유연한 물질이다. 때로는 실처럼 길게, 때로는 공처럼 둥글게 변화하는 오메가-3. 그래서 오메가-3는 세포막에 많은 구멍들을 만들게 된다. 이 구멍으로 효소와 호르몬이 빠르게 드나든다. 뻥 뚫린 오메가-3 터널 덕택에 세포는 빠른 속도로 대사 활동을 하게 된다. 그래서 여름엔 아무리 먹어도 살이 찌지 않는다.

가을이 되면 열매와 씨앗이 풍성해지고 다람쥐들은 풀잎보다는 맛좋은 씨앗과 열매를 주로 먹게 된다. 씨앗에는 오메가-3는 거의 없고 오메가-6가 많이 들어 있다. 다람쥐들의 세포들을 둘러싼 세포막의 구성성분은 오메가-3에서 오메가-6로 차츰 바뀌기 시작한다. 오메가-6는 오메가-3보다 유연성이 떨어지고 뻣뻣하다. 세포막이 뻣뻣해지면서 인슐린 같은 호르몬이 세포막을 통과하지 못하고 효소들도 예전처럼 빠르게 세포 안을 드나들지 못하게 된다. 그러면 세포의 대사 속도는 차츰 느려지게 된다. 따라서 대사되지 못한 잉여 영양분은 다람쥐들의 몸속에 지방의 형태로 저장된다. 두껍게 쌓인 지방은 추운 겨울을 보내는 데 아주 큰 도움이 된다. 다시 봄이 되어 오메가-3가 세포막의 주성분이 될 때까지 다람쥐들은 에너지를 아껴 쓰는 에너지 절약 모드로 지낸다.

그런데 어느 날 못된 마녀가 심술을 부려 사계절의 변화가 사라지고 영원히 가을만 계속되는 나라가 되었다. 다람쥐들은 탄성을 지르며 이를 반겼다. 풍성한 씨앗과 열매를 먹으며 편히 지냈다. 하지만 오메가-6로 가득찬 다람쥐들의 세포막은 대사 속도를 느린 상태로 방치했다. 다람쥐들은 씨앗들을 계속 먹었고 세포막은 더 많은 오메가-6로 가득찼으며 대사 속도는 점점 더 느려졌다. 체지방은 계속해서 쌓여만 갔다. 비만, 당뇨, 심장병 같은 만성질환이 다람쥐들에게 찾아오기 시작했다. 하지만 다람쥐들은 영원히 계속되는 가을이 축복이 아니라 재앙임을 깨닫지 못했다.

토니 헐버트 박사에 의하면 지금 우리가 살고 있는 곳이 바로 가을나라이다. 우리는 고단위 탄수화물과 오메가-6 지방산으로 가득한 가을나라에서 체지방을 쌓는 저장모드로 살아가고 있다. 가을철에만 잠깐 수확할 수 있는 곡물은 탄수화물과 오메가-6 지방산이 풍부한 우수한 음식이었다. 씨앗에 들어 있는 고단위 탄수화물은 오메가-6 지방산의 도움을 받아 온전히 체지방으로 저장될 수 있었고, 두터운 지방 조직은 혹독한 겨울을 넘길 수 있도록 해주었을 뿐 아니라 임신과 수유에도 결정적인 도움이 되었다. 씨앗의 오메가-6를 잘 이용해서 체지방을 쌓는 능력은 곧 생존력이었고, 자연선택에 의해 이런 유전자를 가진 사람들의 후손이 더 많이 살아남았다. 하지만 지방을 쌓는 능력은 점차 재앙이 되기 시작했다. 자연의 리듬은 사라지고 우리는 일년 내내 오메가-6 지방산을 먹게 되었다. 오늘날 한국을 포함한 대부분 지구촌의 식생활 패턴은 가을만 무한히 계속되는 오메가-6의 나라가 되어가고 있는 중이다.

평화유지군 EPA

세포막의 오메가-6와 오메가-3 지방산은 세포막으로부터 방출되기도 한다. EPA는 동물이 만드는 오메가-3 지방산으로 DHA보다는 약간 짧은데, 세포막에서 방출되어 다른 세포와의 연락을 담당한다. EPA가 세포 사이의 행동을 조율하는 방식은 일종의 중재자 또는 평화유지군의 역할이다. EPA는 이웃하는 일련의 세포들이 일정한 반응을 하도록 돕는다.

세포막에서 방출되는 오메가-6 지방산인 아라키돈산은 EPA와 반대 기능을 한다. 지방산 메신저들 사이에 아라키돈산이 투입되면 경찰특공대 같은 역할을 한다. 아라키돈산은 상처나 병원균에 저항하여 빠른 염증 반응을 유발함으로써 초기 대응에 나선다. 응급상황에서는 경찰특공대의 투입이 필요하지만 보통의 사소한 문제들을 조율하는 데는 어울리지 않는 것처럼 오메가-6 과잉은 몸을 지나친 경계상태로 만들 수 있다. 오메가-3 지방산의 소염작용은 최근에야 알려지기 시작했다. 그 밖에도 두 지방산은 식욕조절, 지방조직의 발달, 뇌신경전달물질의 기능 등에서도 정반대의 작용을 한다.

오메가-3 지방산의 부족 또는 결핍은 수많은 현대적인 질병과 연관되어 있다. 비만과 당뇨 같은 대사질환, 심장병, 관절염 등 염증성 질환, 그리고 우울증 같은 정신질환이 오메가-3 지방산 결핍과 관련되어 있다. 흔히 문명병이라고 알고 있는 것들이다.

▼ 오메가-6가 과잉일 때 나타나는 현상

감소된 오메가-3(DHA)로 인하여	증가된 오메가-6(아라키돈산)로 인하여
대사 속도 둔화 인슐린 민감성 둔화 신경전달물질 기능 둔화	엔도카나비노이드 작용으로 식욕증가 지방조직 발달 염증 유발

악마의 시소,
문제는 균형이다

4

미국 국립보건원 연구원이자 정신과 의사인 조셉 히벨른 박사는 미국에서 우울증 환자가 증가하는 이유로 오메가-3 부족을 꼽고 있다. 그는 우울증이 식사와 관련이 있다는 가설을 검증하기 위해 역사적으로 우울증 발병률의 추이를 살펴보았다. 지난 세기 동안 북미와 유럽을 중심으로 우울증 발생률이 심각하게 증가했다. 히벨른 박사에 의하면 미국에서 1945년 이후에 태어난 사람은 1914년 이전에 태어난 사람에 비해 우울증에 걸릴 확률이 100배나 높다.

오메가-6를 먹고 자라는 암세포

2006년 암 연구 학회지 캔서 리서치Cancer Research에는 오메가-6 지방산이 전립선 암세포의 성장을 촉진한다는 연구 결과가 발표되었다. 샌프란시스코 VA 메디컬 센터의 밀리 휴풀포드 박사팀은 분리한 전립선 암세포를 배양하는 과정에서 배양액에 오메가-6 지방산의 일종인 아라키돈산을 첨가한 결과 오메가-6를 넣지 않은 시험관에 비해 암세포가 두 배나 빨리 성장하는 것을 확인했다. 연구팀은 오메가-6 지방산을 넣은 배양액의 암세포가 빨리 자란 것은 오메가-6 지방산이 염증과 관련된 유전자 스위치를 켰기 때문이라고 설명했다. 염증 반응은 종양의 성장과 밀접한 관련이 있다.

오메가-6 지방산의 발암성 문제는 이것이 처음이 아니다. 2년 전인 2004년에는 오메가-6 지방산이 유방암세포를 급속도로 자라게 한다는 보고가 있었다. 나는 동물실험을 통해 이를 확인하고 싶었다.

〈환경호르몬의 습격〉이란 프로그램을 제작하면서 알게 된 부산대학교 약학과의 김형식 교수에게 오메가-6 지방산이 암세포를 성장시키는지 동물실험을 부탁했다.

김형식 교수 연구팀은 종양을 이식한 실험쥐를 두 그룹으로 나누어 한쪽은 옥수수기름을 넣은 사료를 주고, 다른 쪽은 일반사료를 주었다. 단 2주일 만에 옥수수기름이 들어간 사료를 먹은 쥐의 종양이 두 배 정도 자란 것이 확인되었다. 일반사료를 먹인 쥐는 종양 크기에 변화가 없었다. 쥐의 등에 이식한 종양 세포가 커다랗게 자란 것을 카메라에 담으면서 오싹 소름이 끼치는 것을 느꼈다.

김형식 박사는 오메가-6 지방산은 오메가-3 지방산과 충분한 균형을 이룰 때는 염증을 억제하는 작용을 하지만 오메가-3가 부족할 때는 염증 반응을 촉진하는 독성물질이 되어버린다고 설명했다. 염증은 암세포가 더 빨리 성장하도록 한다. 반대로 오메가-3가 풍부한 먹이를 주었을 때 실험동물에 이식한 종양은 자라지 못하고 사라졌다. 이처럼 지방산의 균형은 암세포의 성장에 큰 영향을 준다.

> **오메가-6의 종류**
>
> 오메가-6 지방산에는 세 가지 종류가 있다. 아라키돈산(AA), 감마 리놀렌산(GLA) 그리고 리놀렌산(LA)이다. 동물은 식물성인 리놀렌산을 섭취하여 감마 리놀렌산으로 변형시키고 더 나아가 아라키돈산으로 변형한다. 사람은 육류로부터 아라키돈산을 직접 섭취하기도 하고 식물성 기름으로부터 섭취한 리놀렌산을 아라키돈산으로 변형하기도 한다. 아라키돈산은 호르몬의 원료가 되며 세포막의 구성 성분이 된다. 아라키돈산은 인체에 꼭 필요한 필수지방산이지만 현대인에게 아라키돈산이 부족한 경우는 거의 없다. 반대로 아라키돈산 과잉은 심각한 부작용을 일으킬 수 있다.

휴폴포드 박사는 우리가 60년 전에 비해 오메가-6 지방산을 10배 정도 더 먹고 있다고 경고했다. 오메가-6 지방산과 오메가-3 지방산 섭취 비율은 다양한 육체적, 정신적 질병과 관계되어 있다. 두 지방산의 시소가 어느 쪽으로 기우는가에 따라 치명적인 결과를 가져올 수도 있다.

오메가-6는 심장의 적이다

1980년대 말 프랑스의 과학자 세르쥬 르노와 미셸 드 로르게리는 심근경색을 경험한 환자 600명을 두 그룹으로 나누어 한쪽은 오메가-3가 풍부한 식사를, 다른 한쪽은 오메가-6가 풍부한 식사를 하게 하는 실험을 했다. 그런데 5년 예정인 이 실험은 윤리위원회의 명령으로 2년 만에 중단되었다. 오메가-6 실험군에서 심근경색의 재발로 16명의 사망자가 나왔기 때문이다. 같은 기간 오메가-3 실험군의 사망자는 3명이었다. 오메가-6 지방산이 심장병 환자에게 치명적인 결과를 가져다주는 것이 확인된 이상 피실험자들을 죽이는 실험을 계속 할 수는 없었다.

이 실험에서 오메가-3 실험군 집단이 섭취한 오메가-6와 오메가-3 지방산의 비율은 4:1이었다. 실험군 집단은 불과 4개월 만에 대조군과 사망률에서 큰 차이를 나타냈다. 어떤 식이요법이나 치료약도 적어도 6개월 이상 지속되지 않은 상태에서는 심근경색 환자의 생명을 구하는 효과를 보여준 적은 없었다. 이 실험은 의학적인 전기를 가져왔다. 크레타 섬으로 대표되는 지중해식 식단이 심장질환의 발병을 낮출 수 있었던 과학적 원인이 밝혀진 것이다. 전통적인 크레타 식단은 이상적인 비율의 필수지방산을 품고 있다. '리옹 심장 연구'라고 명명된 이 실험을 통해 '지방산 균형'이라는 바이오 마커가 새롭게 탄생했다. 그리고 후속 연구에서 학자들은 오메가-3 지방산이 어떻게 심장을 보호하는지, 반대로 오메가-6 지방산이 어떻게 심장을 해치는지 밝히는 데 성공했다.

심장은 현명한 기관이다. 심장은 다른 곳으로 혈액을 보내기 전 자기 자신에게 먼저 공급한다. 심장으로 신선한 산소와 영양을 실어 나르는 관상동맥에 혈류가 잘 공급될수록 건강한 삶을 누릴 수 있다. 흉부에 압박감과 통증을 느끼며 숨이 차고 울렁거린다면 이것은 심장이 보내는 SOS 신호일 수 있다. 관상동맥이 막혀서 심장에 혈액이 잘 공급되지 않는 것이다. 대부분의 심장발작은 관상동맥이 혈전으로 막혀 발생한다.

관상동맥이 막히는 일은 하룻밤 사이에 생기지 않는다. 10년 또는 30년 전 관상동맥의 매끈한 내막에 난 작은 생채기가 그 출발이다. 고혈압, 고혈당, 흡연 등 여러 가지 요소들이 동맥 내막에 작은 상처를 내는 위험 요소들이다. 가령 혈당이 높으면 피가 끈적끈적해지는데 이런 혈액이 동맥을 빠른 속도로 스치면 설탕 입자가 날카로운 파편처럼 내막에 상처를 낼 수 있다. 이렇게 되면 우리 몸은 반창고를 들이대는데 이것이 바로 콜레스테롤이다. 몸은 콜레스테롤을 이용하여 홈을 메우려고 한다. 콜레스테롤은 고밀도 콜레스테롤과 저밀도 콜레스테롤 두 가지 종류가 있다. 이때 나쁜 콜레스테롤인 저밀도 콜레스테롤이 쓰이게 되면 염증 반응이 일어나고 염증을 해결하기 위해 백혈구들이 몰려 들어온다. 몰려온 백혈구가 콜레스테롤을 먹고 혈관벽에 쌓여 붙은 것을 죽상판atheromatous plaque이라고 하는데, 이것이 점점 쌓이면 동맥경화로 발전한다. 죽상판이 차츰 두텁게 쌓여 혈관이 좁아지고 어느 날 혈전으로 동맥이 갑자기 막히면 심장발작을 일으키게 된다.

우리 몸에 오메가-6 지방산과 오메가-3 지방산이 균형 있게 존재한다면 혈관 내막에 상처가 나는 첫 단계부터 혈전이 혈관을 막는 최종 단계에 이르기까지 모든 과정에서 문제를 차단할 수 있다.

오메가-3 지방산은 혈압을 낮추어 혈관 내막에 상처가 나는 것을 방지할 수 있다. 오메가-3가 들어 있는 생선기름 보조제를 투여한 실험에서 혈압을 3-5mmHg 낮추는 것이 확인되었다. 오메가-3 지방산은 인슐린 저항성을 완화하여 혈당을 낮추는 데 도움을 준다. 반대로 오메가-6 지방산은 혈압과 인슐린 저항을 높인다.

오메가-3 지방산은 심장마비의 두 번째 단계인 동맥에 염증이 발생하는 것을 막아준다. 아스피린이 심장마비 예방에 뛰어난 효과가 있는 것은 염증을 완화시키는 데 도움이 되기 때문이다. 오메가-3 지방산도 아스피린처럼 염증을 완화하는 특성을 갖고 있다.

심장마비의 다음 단계는 산화된 저밀도 콜레스테롤이 동맥에 쌓이는 것이다. 적은 양의 콜레스테롤 침착물은 거의 해가 없다. 세 살짜리 어린아이의 동맥에서도 콜레스테롤 침입의 초기 흔적인 지방 줄무늬가 발견된다. 위험은 이런 침착물이 쌓여 관상동맥을 수축시키거나 아

> **고혈압을 유발하는 오메가-6**
>
> 오메가-6 지방산은 트롬복산A2라는 아이코사노이드로 변한다. 트롬복산A2는 동맥을 수축시키는 물질이다. 동맥이 수축되면 심장은 몸 구석구석으로 혈액을 공급하기 위해 더 열심히 뛰어야 한다. 고혈압이 유발되는 것이다. 한편 오메가-3 지방산은 트롬복산A2와 유사하지만 전혀 동맥을 수축시키지 않는 트롬복산A3라는 아이코사노이드로 변한다.

예 막아버리는 일이다. 혈류 안에 저밀도 콜레스테롤이 많으면 많을수록 산화를 일으킬 재료가 많은 것이고 따라서 더 많은 침착물이 쌓이게 된다. 다행히 우리 몸은 이런 저밀도 콜레스테롤의 수준을 억제하는 수단을 갖고 있다. 좋은 콜레스테롤이라고 불리는 고밀도 콜레스테롤이다. 고밀도 콜레스테롤은 저밀도 콜레스테롤을 붙잡아 간으로 운반한다. 오메가-3 지방산은 저밀도 콜레스테롤을 낮추고 고밀도 콜레스테롤의 수치를 높여 나쁜 콜레스테롤을 내다 버리는 역할을 한다.

염증 반응과 지방산 균형

염증은 외부 자극에 대한 생체의 방어 반응이다. 염증은 세포와 조직이 낡은 집을 헐고 새집을 짓는 과정이기도 하다. 자연스러운 염증 반응은 시작과 끝이 필요하고 과도하지 않아야 한다. 오메가-3와 오메가-6 지방산의 균형은 염증 반응의 균형에 중요한 역할을 한다. 오메가-6 지방산은 염증성 사이토카인의 합성을 촉진해 염증 반응의 불을 지핀다. 반면에 오메가-3 지방산은 염증성 사이토카인과 염증성 효소들을 억제함으로써 염증 반응을 끈다. 오메가-3 지방산이 부족하면 염증 반응이 장기화되거나 과도해서 결과적으로 세포와 조직이 해를 입는다. 많은 성인병과 현대적 질환들이 염증과 관련이 있다. 점점 더 많은 의사들이 심장질환을 포함한 많은 질병을 만성 염증상태와 관련짓고 있다. 비만, 심장병, 암, 관절염 등 여러 질병들이 만성 염증상태에서 출발한다. 샌프란시스코에서 통합치료법으로 환자를 보고 있는 의사 탐 코완 박사도 이런 견해를 지지한다.

"우리는 본래 초지에서 방목한 동물의 고기를 먹었습니다. 미국 원주민들도 그랬죠. 버펄로의 고기를 먹었는데 버펄로는 초지에 방목된 상태였죠. 그러다가 옥수수를 먹인 소를 먹게 된 것입니다. 대중 식단의 큰 변화였죠. 특히 오메가-3와 오메가-6의 비율을 보면 오메가-6가 오메가-3에 비해 10~15배 정도 높은 경우가 흔히 있습니다. 이렇게 되면 우리 몸은 염증이 생기기 쉽게 변합니다. 나는 바로 이것이 현대인에게 많은 병들이 생긴 원인이라고 생각합니다."

염증은 암, 심장질환, 알레르기, 골다공증, 관절염, 비만 등의 위험을 높이는 원인이다.

염증은 골다공증과도 관련이 있다. 골다공증은 뼈의 양이 감소하고 강도가 약해져 골절이 일어날 가능성이 높은 상태를 말한다. 오메가-3 지방산을 더 먹고 오메가-6를 덜 먹는 식습관은 뼈 건강을 증진시켜 골다공증을 예방하는 데 도움을 준다. 동물실험에서 생선기름(오메가-3)은 옥수수기름(오메가-6)에 비해 골밀도 형성에 큰 도움을 주는 것으로 알려져 있다.

텍사스 주립대 연구팀은 실험용 쥐를 두 그룹으로 나누어 한쪽은 먹이에 10%의 옥수수기름을, 다른 한쪽은 10%의 생선기름을 섞어서 먹였다. 6개월 후 생선기름 쪽은 골밀도가 20% 증가했다. 옥수수기름 쪽은 골밀도가 증가하지 않았다. 연구진은 오메가-3 지방산이 염증성 사이토킨의 활동을 억제한 때문이라고 추측했다.

사이토킨은 우리 몸의 일부분인 뼈의 분해를 자극한다. 우리 몸의 뼈는 일생 동안 조금씩 분해되고 다시 형성되는데, 오래된 뼈는 파괴되고 새로운 뼈가 형성되어 튼튼한 뼈를 유지시켜 주는 것이다. 즉 오메가-3 지방산이 염증성 사이토킨을 억제하고, 뼈 형성 증가에 도움을 주어 결과적으로 골밀도를 증가시킨 셈이다.

비만의 원인, 오메가-6

호주 뉴캐슬 대학 생의학대학 영양약학연구소는 124명의 성인(정상체중 21명, 과체중 40명, 비만 63명)의 혈액샘플을 크로마토그래피(혼합물 중 각 성분이 이동상과 정지상에 분배되는 정도의 차이로 각각 분리하는 분리분석 장치.)로 분석한 결과, 조사 대상자의 BMI(체질량 지수), 허리둘레, 엉덩이둘레 등 비만도가 혈장 내 오메가-3 지방산의 양과 반비례함을 밝혀냈다. 비만 그룹은 정상 그룹에 비해 혈장 내 오메가-3의 양이 현저히 적었으며 반대로 정상체중인 사람들은 비만인 사람들보다 오메가-3의 농도가 매우 높았다. 연구진은 오메가-3가 비만, 특히 복부비만과 큰 상관관계가 있다고 결론 내렸다.

우리는 강원대학교 박병성 교수 연구팀의 도움을 받아 오메가-3와 오메가-6 지방산 비율과 비만도에 상관관계가 있는지 조사해 보기로 했다. 크로마토그래피로 혈액 속의 지방산을 분석하는 일은 더 디고 손이 많이 가는 일이었다. 박 교수의 연구팀은 일주일 동안 쉬지 않고 일하여 10명의 혈액을 분석해 주었다. 모집한 10명 중 5명은 마른 체형이었고 나머지 5명은 비만 체형이었다. 이 사람들의 혈중 오메가-6 지방산과 오메가-3 지방산 비율은 최저 6:1에서 최고 125:1까지 다양했다. 나는 건네받은 혈액 데이터를 비만도 데이터와 비교했다. 두 데이터를 겹치는 순간 나도 모르게 악소리가 터져 나왔다. 과체중인 5명의 오메가-6와 오메가-3 비율 평균은 50:1이었고, 정상 체중인 5명의 평균은 11:1이었다. 그중에서도 고도비만인 두 사람의 수치는 125:1과 92:1로 매우 높았다.

　오메가 지방산 균형이 비만에 영향을 준다는 연구 결과는 더 있다. 스페인 무리카 대학 생리학과 연구팀은 개복 수술을 받는 사람들의 복부 지방조직 샘플을 하나씩 착실히 모아서 분석했다. 지방조직은 수술을 하는 경우가 아니면 좀처럼 샘플을 얻기 힘들다. 연구팀은 84명의 복부지방 조직 샘플을 확보하여 지방세포의 수와 크기, 그리고 조직 내 오메가 지방산 구성을 분석했다. 오메가-6와 오메가-3의 비율이 높을수록 지방세포의 크기와 수가 증가했다. 오메가-6 지방산은 지방세포의 크기와 수를 늘리며 지방세포에 지방을 쌓는 역할을 한다. 반대로 오메가-3 지방산은 지방세포에 쌓인 지방을 밖으로 꺼내 연소하는 기능을 한다.

　세포막의 오메가-6는 또 하나의 환영받지 못하는 물질을 만들어 낸다. 엔도카나비노이드Endocannabinoid 류인데 이것은 식욕을 증진시키는 역할을 한다. 토니 헐버트 교수는 세포막에 오메가-6 지방산이 많으면 계속 먹으라는 신호를 몸에 보내게 된다고 설명한다. 그는 비만의 원인이 되는 과식과 탐식을 개인의 자제력 결핍으로 비난하기보다는 지방산 불균형에서 비롯된 생리적 원인으로 새롭게 인식되어야 한다고 주장한다.

"오늘날 비만인 사람을 안 좋게 보는 경향이 있습니다. 나태할 뿐 아니라 지나치게 폭식하는 사람으로 보고 있죠. 하지만 우리가 먹는 음식에 오메가-6가 많이 들어 있어서 나도 모르게 식욕이 증진되는 것일 수도 있습니다. 요즘은 어린아이들도 전보다 더 많이 먹는데 이것도 음식에 다량 함유되어 있는 오메가-6 때문입니다."

오메가-6가 비만문제를 야기하는 또 한 가지 중요한 원인은 오메가-6가 지방세포 자체의 숫자를 늘린다는 것이다. 발달기의 아동이 오메가-6를 과다 섭취하는 것은 지방세포의 과다 생성을 유발하고 성인이 되었을 때 비만하게 되는 결과를 낳는다는 것이다.

프랑스의 비만문제 전문가 제라르 아이요 박사는 비만문제와 옥수수사료 사이의 관련성을 심도 깊게 연구하고 있다. 지난 30년간 프랑스인들의 칼로리 섭취는 지속적으로 감소했고 지방 섭취도 같이 감소했다. 그러나 비만 인구는 줄지 않았다. 아이요 박사는 비만의 증가에 영향을 준 요인이 섭생의 양적 변화가 아니라 질적 변화일 것이라고 추정했다. 그는 같은 기간 동안 프랑스인이 먹은 음식, 특히 지방의 질적 변화를 추적했다.

니스에 있는 그의 연구실은 국가의 지원을 받는 국책연구기관이다. 그는 공식적으로는 은퇴했지만 매일 연구실에 출근하여 일하고 있었다. 아이요 박사는 자신 있게 비만문제와 옥수수사료를 결부지었다.

"우리 프랑스인들은 경제적인 이유로 가축에게 옥수수사료를 먹였습니다. 오메가-6 지방산인 리놀레산이 많이 함유된 사료를 먹인 것이죠. 옥수수사료에는 오메가-3 지방산이 없습니다. 가축들이 오메가-3 지방산이 없는 사료만 먹다 보니 동물 체내에 오메가-3 지방산에 비해 오메가-6 지방산의 비율이 대단히 높아진 것입니다."

엄마가 임신을 하게 되면 태아는 엄마가 먹는 음식의 영양분 구성에 그대로 노출된다. 프랑스의 아기들은 임신 초기부터, 그러니까 수정이 되는 순간부터 어른이 될 때까지, 지속적으로 오메가-3 함량이 적고 오메가-6 함량이 높은 음식에 노출되어 있다. 사람을 대상으로 영양 섭취에 대한 장기적인 실험을 하는 것은 불가능하므로 아이요 박사는 쥐를 대상으로 실험을 진행했다. 나중에 이 실험은 한 학회지에 게재되었다. 2010년 8월에 출간된 〈지질연구 저널Journal of Lipid Research〉이라는 잡지이다.

그가 한 실험은 기본적으로 아주 간단했다. 쥐에게 '서구형 지방 식단Western-like fat diet'을 먹였다. 현대의 프랑스인이 먹는 것과 같은 오메가-6 지방이 풍부한 사료이다. 실험용 암컷과 수컷은 생식 능력을 갖춘 상태였고 곧 암컷 쥐가 임신을 했다. 새끼 쥐는 어미 쥐의 젖을 먹었다. 젖을 뗀 후에는 부모 쥐가 먹었던 것과 똑같은 음식을 주었다. 그는 이 실험을 2년간 4세대에 걸쳐서 진행했다.

쥐들은 세대를 거듭하면서 조금씩 체중이 늘어갔다. 4대째에 가서는 1세대 쥐의 체중에 2배에 달하는 고도비만 쥐로 변했다. 나는 그의 논문 원고 속에서 쥐의 사진을 볼 수 있었다. 1세대 쥐와 크기가 두 배인 4세대 슈퍼쥐의 사진이 나란히 실려 있었다. 이 사진은, 왜 프랑스인은 전보다 적게 먹는데도 계속 살이 찌는가에 관한 그의 대답인 셈이었다.

"이런 현상은 인간에게서도 그대로 나타납니다."

아이요 박사가 사진을 가리키며 말했다.

태아는 엄마가 먹는 음식에 그대로 노출된다. 모유는 바로 엄마가 먹는 음식이고 분유도 옥수수사료로부터 자유롭지 못하다. 프랑스 산모들의 모유를 조사한 농무성 보고를 보면 과거에 비해 모유에 오메가-6가 크게 증가했다. 자라면서 먹게 되는 음식에도 오메가-6가 다량 함유되어 있다. 세대를 거듭하면서 오메가-6가 많은 음식을 계속 먹는다면 사진 속의 쥐가 우리 아이들의 미래가 될 수도 있다.

아이요 박사가 이 실험을 통해 알 수 있었던 것은 두 지방산 비율을 통해 지방세포 생성을 조절할 수 있다는 것이다. 오메가-6 지방산 비율을 높여 지방세포 생성을 촉진할 수 있고, 반대로 오메가-3 지방산 비율을 높여 지방세포를 줄일 수 있다. 아이요 박사는 '오메가-6 지방산 섭취를 줄이고, 오메

> **오메가-3가 부족하면 단맛을 잘 못 느낀다**
>
> 오메가-3가 부족하면 감각기관의 효율이 무뎌지고 중추신경에 영향을 주어 결과적으로 미각의 즐거움을 잘 느끼지 못하게 된다. 오메가-3가 부족한 피실험자들은 일정한 정도의 단맛을 느끼기 위해 더 많은 양의 설탕을 필요로 했다. 다른 말로 표현하면 오메가-3 부족은 설탕 섭취의 증가로 이어진다는 것이다. 이것은 프랑스 파리에 위치한 페르낭 위달 병원의 신경학자 부르 박사의 연구 결과이다.

가-3 섭취를 늘려야만 한다. 그렇게 되면 우리는 몸무게를 조절할 수 있는 유리한 상황에 놓이게 된다.'고 말했다.

지방산 균형과 정신건강

우리의 뇌는 대부분 지방으로 이루어져 있다. 뇌를 이루고 있는 고형물의 50-60%가 지방이다. 뇌의 지방은 뱃살의 지방처럼 굶주림에 대비한 축적 지방이 아니라 세포막을 형성하는 구조적 지방이다. 특히 뉴런은 많은 오메가-3 지방산을 품고 있다.

동물실험에서 오메가-3 지방산을 충분히 섭취한 쥐와 그렇지 못한 쥐는 미로 테스트에서 분명한 기능 차이를 보였다. DHA가 없는 조제분유를 먹은 아동은 DHA가 포함된 조제분유를 먹은 아동에 비해 지능검사에서 낮은 점수를 받았다.

헬싱키 대학 생리학과 연구팀은 ADHD(집중력결핍과잉행동장애)가 있는 아동들은 일반아동에 비해 혈장 내 오메가-6 지방산 비율이 높다는 것을 발견했다. 스웨덴 괴테보르그 대학 연구팀은 ADHD가 있는 아동과 성인 72명을 대상으로 6개월간 오메가-3 보조제를 투여했다. 실험 대상자의 절반이 증상의 경감을 보였다. 오메가-3가 부족한 아동은 그렇지 않은 아동에 비해 분노발작, 수면장애 등의 문제가 더 빈번하게 나타난다. 성장기의 오메가-3 부족은 뇌신경발달 지체의 한 원인으로 지목되고 있다. ADHD의 갑작스런 증가와 지방산 균형과의 관계는 활발하게 연구중이며 실험 결과를 차곡차곡 쌓아가고 있다.

오메가-3 지방산이 가장 큰 효과를 보이는 것으로 증명된 정신질환은 기분장애이다. 오메가-3 지방산이 우울증과 조울증에 효과를 보였다는 임상 결과는 흔하게 발견된다. 오메가-3 지방산은 태아의 정상적인 뇌 발달에 필수적인 영양소로서 아기의 뇌 크기가 세 배로 커지는 임신 마지막 3개월 동안에 특히 더 필요하다. 만약 엄마가 이 영양소를 음식물로 충분히 섭취하지 못하면 엄마는 자신의 뇌 조직 속의 DHA를 녹여서 태아에게 준다.

베일러 대학의 앤토린 로렌트 박사는 임신 중인 산모들에게 하루 200밀리그램의 DHA를 주었다. 그리고 대조군 산모들에게는 위약(플라세보)을 주었다. 이 산모들은 영양상태가 아주 좋은 상류층 여성들이었다. 이들은 늘 산모에게 유익한 다양한 음식을 먹고 있었다. 그럼에도 불구하고 실험 결과는 DHA 보충제를 먹은 산모들이 상류층 산모들에 비해 주의력과 집중력이 훨씬 더 좋아진 것으로 나타났다.

산모는 태아의 신경 발달을 위해 자기 몸의 오메가-3 저장고를 써 버리므로 임신과 수유 중인 여성은 오메가-3 부족이 되기 쉽다. 막 출산한 산모의 혈중 오메가-3 지방산 수치는 정상인의 절반이며 출산 후 36개월이 되어야 비로소 정상으로 돌아온다. 그러므로 오메가-3 지방산 부족을 산후 우울증의 중요한 원인으로 생각해 볼 수 있다.

일본은 산후 우울증을 비롯해 우울증의 발생률이 매우 낮다. 일본인의 우울증 발병률은 미국의 10분의 1에 지나지 않는다. 전통적인 일본 식단은 미국 식단보다 오메가-3를 15배나 더 많이 가지고 있다. 일본에서도 가장 우울증 비율이 낮은 곳은 어촌이다.

2006년 크레타 대학교 연구팀은 지방조직 내의 DHA의 양과 우울증 사이의 상관관계를 분석했다. 지방조직 내의 오메가-3 지방산은 장기간의 식습관을 반영한다. 130명의 성인을 대상으로 한 조사에서 (남자 59명, 여자 71명, 나이 22-58세) 우울증 정도는 DHA의 양과 뚜렷하게 반비례했다. 300년 전의 의사 로버트 버든은 우울증 환자에게 생선기름을 먹게 했다고 한다. 버든은 특히 심한 우울증 환자에게는 소의 뇌를 처방했다. 소의 뇌에는 DHA가 풍부하다. 이러한 의학적 정보를 바탕으로 현재 오메가-3 지방산을 우울증 치료제로 사용하기 위한 연구가 활발하게 진행 중이다.

미국 국립보건원 연구원이자 정신과 의사인 조셉 히벨른 박사는 미국에서 우울증 환자가 증가하는 이유로 오메가-3 부족을 꼽고 있다. 그는 우울증이 식사와 관련이 있다는 가설을 검증하기 위해 역사적으로 우울증 발병률의 추이를 살펴보았다. 지난 세기 동안 북미와 유럽을 중심으로 우울증 발생률이 심각하게 증가했다. 히벨른 박사에 의하면 미국에서 1945년 이후에 태어난 사람은 1914년 이전에 태어난 사람에 비해 우울증에 걸릴 확률이 100배나 높다.

"100년 전에 우리는 구석기 시대와 매우 가까운 식사를 하고 있었고 당시의 세계는 지금보다 훨씬 더 자연에 가까웠습니다. 옥수수와 콩의 대량재배도 아직 없었고 기름의 수소화도 없었습니다. 우리 아버지 세대가 어릴 적에는 마가린 대신 버터만 먹었는데, 그 버터에는 오메가-6 지방산이 거의 없었습니다."

히벨른 박사의 말이다.

히벨른 박사는 자살 시도를 한 사람들의 혈중 EPA 수준 데이터를 모으고 있다. 이 데이터 역시 우울증과 비슷한 커브를 그린다. 혈중 EPA 수준이 높으면 자살 시도 같은 심리적 위험도가 크게 완화된다. 히벨른은 또 오메가-3 지방산의 섭취가 적대감과 공격성을 낮추는지 알아보고 있다. 그는 요추 천자(척추 아랫부분에 바늘을 꽂아 골수를 뽑아내는 것)를 받은 235명의 환자들의 척수액을 분석하여 세로토닌의 대사물질인 5-HIAA를 살펴보았다. 분석 결과 혈액 내 DHA의 농도가 낮으면 척수액 속의 5-HIAA의 농도도 함께 낮았다. 이것은 중요한 발견이다. 5-HIAA는 세로토닌 레벨을 반영하는데 신경전달물질인 세로토닌은 우울, 자살, 폭력 등의 생리에서 중요한 열쇠가 되는 물질이다. 임상적으로 처방되는 대부분의 항우울제는 세로토닌 레벨을 높이는 약들이다. 그렇다면 식사로 오메가-3 지방산을 많이 먹거나 오메가-3 보조제를 투여하면 우울증에 긍정적인 영향을 줄 수 있지 않을까?

조울증 전문가인 하버드 의대의 앤드류 스톨 박사는 20년간 자신의 환자들에게 오메가-3 지방산을 처방해 왔다. 그는 우울함과 흥분상태가 주기적으로 반복되는 이 특이한 질환이 단지 불운한 몇몇 사람에게 닥치는 시련이 아니라 인류 역사에서 우선적으로 선택되어 온 끈질긴 유전자였다고 주장한다. 역사적으로 반 고흐, 버지니아 울프, 헤밍웨이, 미켈란젤로 같은 위대한 예술가들이 조울증이었고, 현대의 컴퓨터와 바이오테크놀로지 분야에서 변화를 선도하는 많은 리더들이 조울증이기도 하다. 이들은 영감과 창의력으로 커다란 업적을 이루었다. 하지만 이들 중 20% 정도가 조울증으로 인해 죽는다. 대부분 자살이다.

스톨 박사의 임무는 조울증 환자들이 기분 변화로 인해 겪는 고통을 약물 치료를 통해 경감시켜주는 것이다. 전형적인 환자들은 자살 충동적 우울증과 조증(행복감, 에너지 충만감, 수면시간 감소, 각성, 충동적 행동, 상상력으로 넘치는 아이디어들로 특징됨.)이 반복된다. 하버드 의대 부속 맥린병원에서 환자들을 치료하면서 스톨 박사는 정신과 약물의 부작용을 자주 보았다. 조울증에 흔히 사용되는 약물은 리튬과 발프로익산 valproic acid이다. 이 약물은 극적인 효과를 보여 수천 명의 목숨을 구하기도 했지만 손떨림, 소변량 증가, 졸림, 피부발진 등의 부작용을 가져오기도 했다. 그가 특별히 안타깝게 여긴 것은 약물로 창의력의 불꽃이 시들어 버리는 것이었다. 환자들의 조증 상태가 컨트롤되긴 했지만 감정이 평탄화되고 '인지적 바보'가 되기도 했다. 장기적으로 한 가지 약물만으로는 반응하지 않아서 여러 약물을 동시에 사용함으로써 그 부작용은 더 심해지기 일쑤였다.

정신과 약물 전문가로써 그의 임무는 분명했다. 부작용이 없는 치료제를 찾는 것이었다. 1993년 그의 연구팀은 문헌정보를 검색하는 것으로 이 작업을 시작했다. 그의 연구팀이 후보에 올린 명단의 맨 위에는 오메가-3 지방산이 있었다. 오메가-3 지방산은 조울증 치료제로 사용된 적이 없었다. 하지만 시도할 가치는 충분해 보였다. 이미 몇몇 심장 전문가들이 오메가-3 지방산을 보조제로 사용한 적이 있었고, 오메가-3 지방산은 세포막을 구성하고 세포 간 신호전달물질을 만드는 재료였다. 리튬 같은 약물도 결국 세포막의 기능에 끼어드는 방식으로 작용한다. 오메가-3 지방산은 뇌에 높은 농도로 존재한다. 어떤 문헌에도 조울증에 오메가-3 지방산을 이용해 보았다는 내용은 없었지만 기대해 볼만 했다.

스톨 박사는 31명의 조울증 환자를 대상으로 오메가-3 지방산을 투약하여 실험을 했다. 실험에 참가한 환자들은 새로 입원한 사람들로 심각한 조증 또는 우울증 상태였다. 모든 참가자들은 이미 리튬과 발프로익산을 복용하고 있었다. 참가자 중 절반은 하루 6그램의 오메가-3를 먹었다. 나머지 절반의 사람들에게는 위약(플라세보)을 주었다. 4개월 후 연구자들이 그때까지의 결과를 1차 평가하여 보고했다. 그러자 병원 윤리위원회는 실험을 즉각 중단시키고 전 참가자들에게 오메가-3를 투약하도록 명령했다. 위약을 먹던 그룹 15명 중 9명이 조증 또는 우울증 재발을 일으켰는데 반해 오메가-3를 먹은 그룹에서는 16명 중 단 1명만이 재발을 일으켰기 때문이다.

이어 환자들은 정서적으로 안정되는 효과를 보였고 치료가 불가능해 보였던 몇몇 환자들까지 정상적인 삶을 되찾는 극적인 결과가 나타났다. 오메가-3 지방산은 리튬보다 안전했고 부작용도 없었다. 이후 스톨 박사에게 오메가-3 지방산은 가장 애용하는 치료제가 되었다.

지금까지 우리는 지방산 균형의 문제가 신체와 정신건강에 큰 위협을 주고 있음을 살펴보았다. 그럼 우리 식단에 오메가-3 부족을 초래한 원인은 무엇일까? 나아가 오메가-3를 우리 식단에 다시 되돌릴 해결책은 무엇일까? 우리는 그 실마리를 전통적인 이누이트(에스키모)의 식단에서 찾아볼 수 있다.

이누이트는 풀을 먹는다

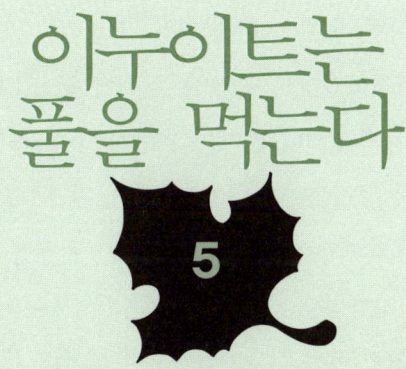

5

그렇다면 우리는 어떤가? 우리가 먹는 음식 사슬의 끝에는 무엇이 있을까? 이누이트의 혈액에는 깊고 푸른 북극해의 조류가 만들어 낸 오메가-3 지방산이 풍부하게 들어 있었다. 덴마크인의 혈액에는 대신 오메가-6 지방산인 아라키돈산이 들어 있었다. 우리는 가축들을 통해 어떤 지방을 먹고 있을까? 우리는 어떤 종류의 지방산을 섭취하고 있을까?

이누이트에 심장병이 없는 이유

　1969년 두 명의 덴마크인 의사들이 이누이트들이 심장질환이 없는 이유를 연구하기 위해 북국 그린란드로 향하고 있었다. 이 의사들이 생각하기에 이누이트가 심장병이 없다는 것은 도무지 납득하기 어려운 일이었다. 이누이트는 동물성 지방을 많이 먹는다. 지방은 심장병을 유발하는 사악한 마귀가 아니던가?

　심장병은 동맥경화라고도 불렸다. 동맥에 왁스 같은 콜레스테롤이 끼어 있는 것이 특징이다. 20세기 초까지 거의 알려져 있지 않았지만 20세기 중반에 들어오면서 덴마크의 사망원인 1위를 차지했다. 미국에서는 2004년 암에게 1위를 내주기까지 오랫동안 사망원인 1위를 지켰다. 혈액 내 지방성분을 분석해 내는 기법들이 새롭게 개발됨에 따라 많은 의사들이 이런 검사방법을 사용해 심장질환을 치료해 보고자 했다. 두 명의 덴마크인 의사들이 그런 사람들이었다.

　한스 올라프 뱅과 젊은 레지던트 존 다이어버그는 덴마크 북부 알보그에 고지혈증 클리닉을 오픈할 계획이었다. 그러나 뱅 박사는 1969년 5월 클리닉을 세울 장소를 갑작스럽게 변경했다. 덴마크 의학잡지에 실린 한 기사가 계기가 되었다. 덴마크의 자치주인 그린란드에서 오랫동안 일한 한 의사의 인터뷰였는데 이누이트들은 결핵 같은 감염성 질환으로 많이 죽긴 하지만 동맥경화는 전혀 없다는 것이었다. 젊은 시절 그린란드에서 홍역을 치료한 경험이 있던 뱅 박사는 목적지를 그린란드로 바꾸었다. 그린란드로 가서 이누이트들의 혈액 지질을 한번 보고 싶었다. 뱅 박사는 고래와 바다표범 지방을 많이 먹는 데도 심장병이 없다는 이누이트들의 모순에 끌렸다.

두 사람은 그린란드로 가기 위한 준비를 서둘렀다. 유명한 연구자가 아니었던 까닭에 연구자금을 모으는 것이 가장 어려웠다. 그들은 그린란드의 의료기록들을 수집해 심장병 사망률을 계산했다. 덴마크의 10분의 1도 채 안 되었다. 이 자료를 가지고 덴마크 심장학회와 알버그의 한 은행을 설득해 1만 달러를 모았다. 동시에 연구를 위한 최적지를 물색했다. 사냥만으로 살아가는 전통 이누이트족에 접근 가능하고 혈액샘플 분석이 가능한 연구시설을 가동할 수 있는 곳이어야 했다. 지단백질은 24시간이 지나면 파괴되므로 분석을 곧바로 진행해야만 한다.

뱅과 다이어버그는 그린란드 서안에 위치한 우마낙이란 작은 마을을 연구 기지로 정했다. 100킬로미터 이내에 다섯 개의 이누이트 촌락이 있었고 20개의 병상에 전기가 들어오는 작은 연구실이 딸린 병원이 있었다. 당시에는 몰랐지만 우마낙은 이누이트 말로 심장이란 뜻이었다. 마을 앞에 심장 모양의 산이 있어 붙여진 이름이었다. 그들은 이누이트의 혈

지단백질(lipoprotein)

지방을 감싸서 물과 잘 섞이도록 하는 단백질. 지방은 물에 녹지 않기 때문에 대부분 물로 이루어진 우리 몸 안에서 이동시키기 어렵다. 때문에 지방을 세포 안이나 밖으로 이동시키려면 친수성인 단백질로 감싸서 포장해야 한다. 세포에서 다른 세포로 지방을 이동시킬 때마다 지방을 단백질로 감싸고 해체하는 과정이 반복된다. 우리 몸이 이 귀찮고 복잡한 과정을 기꺼이 수행하는 까닭은, 지방은 1그램당 9칼로리로 그램당 4칼로리인 탄수화물보다 열량이 높고 물이 새지 않는 튼튼한 세포막을 만드는 데 지방이 꼭 필요하기 때문이다.

액 지질과 그린란드에 사는 덴마크인, 그리고 덴마크에 사는 이누이트들의 혈액 지질을 비교할 계획이었다.

그들은 이누이트들이 고래고기를 많이 먹는 8월에 그린란드로 들어갔다. 피요르드식 해안은 요트로 여행하기에도 최적이었다.

이누이트들의 고지방 식단은 퍼즐의 핵심이었다. 이누이트들의 지방 섭취는 매우 높다. 그렇다면 정말로 혈액 지질도 높을까? 이 질문의 답이 '예'라면 다음엔 높은 혈액 지질이 심장질환을 예측할 수 있는지가 질문의 대상이 된다. 대답이 '아니오'라면 폭넓게 수용되던 '지방을 피하라'라는 상식이 흔들릴 것이다. 그들은 혈액샘플 분석기사인 넬슨과 함께 그린란드의 서해안에 있는 한 미군기지까지 비행기로 이동한 후 작은 짐배를 타고 우마낙 앞바다까지 들어갔다.

그로부터 3주간은 경이로운 나날이었다. 근처의 이누이트 마을로 가서 이누이트들과 같이 저녁을 먹고 하룻밤을 보냈다. 다음 날 아침 설득된 이누이트 몇 명의 혈액샘플을 뽑아 서둘러 병원으로 돌아왔다. 그린란드의 백야는 그들이 샘플을 분석하고 토론하고 해안을 거닐기에 좋았다.

이누이트들은 밝고 호기심이 많았다. 130명의 이누이트들이 자발적으로 실험에 참가했다. 이들의 혈액에서 특이점을 처음 발견한 것은 채혈을 담당했던 분석기사 넬슨이었다. 이누이트들은 피를 뽑고 난 후 지혈이 되기까지 덴마크인들보다 훨씬 오래 걸렸다. 보통 2-4분 정도면 지혈이 되는데 이들은 두 배 이상 걸렸다. 이누이트들이 코피를 잘 흘리는 것도 이미 잘 알려진 사실이었다. 뱅과 다이어버그는 이누이트의 비정상적인 '지혈시간'이 그들의 낮은 심장질환과 모종의 관계가 있지 않을까 추측했다.

혈액은 채혈 즉시 혈장을 분리했다. 그리고 12시간 이내에 혈장을 젤 스트립 위에 놓고 전기영동장치로 분석했다. 이 기계는 지단백질을 3가지로 분리했다. 저밀도 지단백질LDL, 초저밀도 지단백질VLDL, 고밀도 지단백질HDL이었다. 시급을 요하지 않는 다른 검사들은 혈장을 냉동시켜 덴마크로 가져와 처리했다. 전체 지질량, 콜레스테롤, 중성지방, 인지질(세포막 지질) 등이었다.

검사 결과 이누이트들은 HDL 지단백질을 제외한 지단백질의 수치가 덴마크인에 비해 현저히 낮았다. 이것은 그들이 많은 양의 지방을 먹는 것에 비추어 볼 때 놀라운 결과였다. 이 차이는 유전적인 원인이 아닌 식단에서 오는 것이 분명했다. 덴마크에 거주하는 이누이트들은 덴마크인의 평균과 유사했기 때문이다.

세계적인 의학 잡지 〈란셋〉에 발표된 논문에서 이들은 그 원인을 이누이트들이 먹은 고기에 포함된 많은 양의 다가불포화지방산 때문으로 추정했다. 당시에는 다가불포화지방산이 혈장 콜레스테롤을 낮춘다고 알려져 있었다. 생선에 다가불포화지방이 많다는 사실과 서식 환경의 온도가 낮아질수록 동물 조직 내 다가불포화지방산의 함량이 올라간다는 당시의 일반론을 바탕으로 한 것이었다. 이누이트의 혈액에 많았던 HDL 지단백질은 현재 '좋은 콜레스테롤'로 알려져 있다. 이 논문은 심장병에 잘 걸리지 않는 사람들의 HDL 지단백질이 상대적으로 높다는 것을 보고한 최초의 기록이다. HDL 지단백질은 쓸모없게 되었거나 파괴된 지방분을 세포 밖으로 이동시켜 간에서 재처리하여 다시 사용하거나 배설하도록 하는 역할을 한다. 이것들이 고밀도인 이유는 대부분 단백질이기 때문이다. 섭취한 음식물의 지방을 세포 안으로 나르는 LDL과 VLDL 지단백질과는 달리 작은 지방덩어리들을 운반하기 때문에 HDL 지단백질은 피에 더 잘 녹는다. 이 논문은 영양학의 고전 중 하나로 꼽히고 있다.

  덴마크인 연구자들의 다음 단계는 덴마크로 가져온 130개의 냉동 혈액샘플을 더 심도 깊게 분석하는 일이었다. 이누이트의 혈액 지질을 포화지방과 불포화지방을 망라하여 50여 가지 서로 다른 지방산으로 나누어 분석하는 일이었다. 각각의 지방산은 중성지방과 인지질을 구성하거나 콜레스테롤과 결합한다. 콜레스테롤은 여러 종류의 지방산과 연결되어 있다.

  뱅과 다이어버그는 이런 종류의 분석을 위한 가스크로마토그래피 장비를 갖추고 있었다. 가스크로마토그래피는 1950년대 정유회사들이 제품에 질 낮은 기름이 섞여 있는지 검사하기 위해 개발한 것이었다. 이 기계는 석유뿐 아니라 생체 지방 성분의 분석에도 효과적이다. 가스크로마토그래피의 도입 이후 과학자들은 지방산을 세분화하여 종류별로 나눌 수 있게 되었다. 이 기계는 먼저 지방산들을 각각의 끓는점에 따라 분별한다. 끓는점은 분자량과 이중결합의 수를 반영한다. 크로마토그래피 기둥을 따라서 짧은 포화지방산들이 먼저 나오고 긴 불포화지방산은 늦게 나온다. 기계는 순차적으로 나오는 각각의 물질을 순간적으로 태워 피크 형태로 기록한다.

사냥만으로 사는 이누이트의 혈액 지질을 기록해 놓자는 이들의 시도는 결과적으로 귀중한 영양사적 데이터 뱅크가 되었다. 그로부터 20년 후 이누이트들이 서구화된 식단을 받아들이자 이누이트들의 심장병 발병률은 덴마크인들이나 미국인들과 같아져 버렸다. 그 샘플을 이용해 분석 가능한 것은 뭐든지 해보자는 시도 역시 옳았다. 그들이 이누이트와 덴마크인의 혈액 지질에 포함된 모든 지방산들을 구별하고 측정한 후, 두 집단을 비교하자 큰 차이가 나타났다. 이누이트의 혈액에는 아라키돈산이 거의 나타나지 않았다. 대신 처음 보는 종류의 지방산이 다량으로 나타났다. 맨 마지막에 나온 것으로 미루어 아라키돈산보다 더 고도로 불포화인 지방산이었다. 아라키돈산은 덴마크인의 7분의 1이었고, 이 미지의 지방산은 덴마크인의 7배였다.

뱅과 다이어버그는 아라키돈산이 리놀렌산의 대사물질이라는 것을 알고 있었다. 리놀렌산은 당시에 알려진 유일한 필수지방산이었다. 뱅과 다이어버그는 이누이트의 혈액에서 발견된 미지의 지방산이 무엇인지 알아보기 위해 미국으로 날아갔다. 목적지는 지방산 분야의 권위자인 랠프 홀먼 박사의 연구실이 있는 미국 미네소타였다. 홀먼 박사는 동물 조직의 지방을 가스크로마토그래피를 이용해 최초로 분석한 연구자였다. 홀먼 박사는 다이어버그의 그래프에서 커다란 피크를 그리는 문제의 지방산을 한눈에 알아보았다. 이누이트의 혈액에 덴마크인의 7배나 들어 있던 그것은 EPA였다. 아라키돈산과 탄소 숫자는 같지만 이중결합은 하나 더 많은 다가불포화지방산이었다. 그리고 그래프에서 EPA 다음으로 높은 피크를 보인 지방산은 DHA였다. 이 또한 EPA만큼은 아니어도 덴마크인에 비해 훨씬 더 많았다.

이누이트는 풀을 먹는다

　이누이트의 혈액에는 많지만 덴마크인의 혈액에는 거의 없는 EPA는 도대체 어디에서 왔을까? 랩프 홀먼 박사는 EPA가 알파 리놀렌산으로부터 합성된다는 것을 알고 있었다. 알파 리놀렌산은 식물이 빛 에너지를 받아들이는데 필요한 물질로 광합성을 하는 모든 식물의 녹색 잎에 소량으로 존재한다.
　이누이트는 풀과 나무가 없는 북극권에 사는 사람들이다. 채소 섭취는 거의 없고 늘 고래와 바다표범 그리고 생선을 주로 먹는 사람들이 어떻게 EPA를 다량으로 섭취할 수 있었을까?
　고래와 바다표범의 먹이는 크릴새우와 작은 생선들이다. 크릴새우와 작은 생선들은 작은 플랑크톤을 먹고 산다. 바다 생태계 먹이 피라미드의 맨 아래층을 구성하는 이들 작은 플랑크톤은 광합성을 하는 조류이다. 육상 생태계와 마찬가지로 바다 생태계도 태양광을 이용하여 에너지를 생산하는 식물들이 먹이사슬의 기초를 이룬다.
　지구 표면의 3분의 2를 덮고 있는 바다 속에는 엄청난 양의 조류가 살고 있다. 박테리아에 가까운 단세포로부터 50미터가 넘게 자라는 켈프(해초의 일종)에 이르기까지 수만여 종에 이른다. 이들 바다 속 식물들의 세포막에는 빠짐없이 알파 리놀렌산이 들어 있다.

물고기를 포함한 바다 속 채식동물들은 조류의 알파 리놀렌산으로부터 동물용 오메가-3 지방산인 EPA와 DHA를 합성한다. 지방은 포화도가 낮을수록 낮은 온도에서 액체 상태를 유지한다. 지방산들을 일렬로 늘어놓고 방의 온도를 조금씩 낮추면 포화지방이 제일 먼저 굳고, 그 다음엔 오메가-6 지방산, 그 다음으로 오메가-3 지방산, 그중에서도 EPA와 DHA가 가장 마지막에 굳는다. 바다 속은 온도가 낮고 압력이 높다. 물고기들이 이런 환경에서도 몸의 유연성을 유지하기 위해서는 체지방 중에서 오메가-3 지방산의 농도를 매우 높게 유지할 필요가 있다. 물고기의 몸에 쇼트닝처럼 낮은 온도에서는 곧바로 굳어버리는 포화지방산만 있다면 꼬리가 뻣뻣하게 굳어버릴 것이다. 물고기들에게 다행인 것은 바다 속 조류들은 오메가-6 지방산을 만들지 않는다는 것이다. 오메가-6 지방산은 씨앗에 에너지를 저장하기 위해 만들어지는 저장용 지방산이다. 해양식물들은 씨앗을 만들지 않기 때문에 오메가-6 지방산을 합성할 필요가 없다.

이누이트들의 혈액 지질에서 다량으로 발견된 오메가-3 지방산은 바다속 식물인 조류가 만들어 낸 것이었다. 이누이트 먹이사슬의 한쪽 끝에는 엽록소, 즉 풀이 있었다.

먹이사슬을 보라

그렇다면 우리는 어떤가? 우리가 먹는 음식 사슬의 끝에는 무엇이 있을까? 이누이트의 혈액에는 깊고 푸른 북극해의 조류가 만들어 낸 오메가-3 지방산이 풍부하게 들어 있었다. 덴마크인의 혈액에는 대신 오메가-6 지방산인 아라키돈산이 들어 있었다. 우리는 가축들을 통해 어떤 지방을 먹고 있을까? 우리는 어떤 종류의 지방산을 섭취하고 있을까?

베르나르 슈미트 박사는 하루 종일 이어진 인터뷰 말미에 이런 말을 들려주었다. '현대의 영양학은 먹이사슬을 통해 전해지는 영양 요소를 간과하여 결과적으로 커다란 오류를 범했다'는 것이었다.

"요즘 우리는 어떻게 했나요? 소에게 옥수수를 줬죠. 돼지에게 콩깻묵을 줬어요. 모두 오메가-6 지방산만 풍부한 것들이죠. 그러므로 우리는 현재 매우 불균형한 영양 섭취를 하고 있는 겁니다. 즉 동물성 식품을 먹는 게 문제가 아니라 '부적합한 식물성 먹이를 먹은 동물성 제품'을 먹는 게 큰 문제인 겁니다. 동물들에게 올바른 먹이를 먹인다면 동물성 식품을 먹는 건 문제가 안 됩니다. 먹이사슬 안에서 우리에게 좋은 지방을 전해 주기 때문입니다. 동물에게 안 좋은 먹이를 주면 당연히 동물들도 안 좋은 것을 우리에게 주게 되는 겁니다. 즉, 문제는 동물이냐 식물이냐가 아닙니다. 중요한 것은 우리가 조장하는 먹이사슬이 어떻게 이어져 있는지를 아는 것입니다."

우리의 지방 섭취는 이누이트에 가까울까 아니면 덴마크인에 가까울까? 이 질문에 대한 답은 아주 쉽다. 농장에 가서 가축들이 무엇을 먹고 있는지 보면 된다.

옥수수 먹이사슬

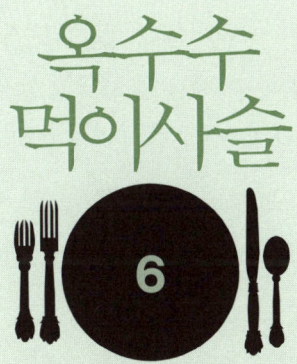

6

취재팀의 눈에 이곳의 살풍경은 참기 힘들었다. 분뇨더미 위에서 움직이지 않고 멍하니 울타리 너머 초지를 바라보는 소들의 눈이 너무나 슬퍼보였다. 문화 대신 산업이 먹을거리를 생산하기 시작하면서 동물에게도, 인간에게도 비극적 상황을 만들어 냈다. 블레드소 농장을 떠나 다른 곳을 취재하면서도 한동안 피드롯 소들의 검은 실루엣이 머릿속에 박혀 떠나지 않았다.

옥수수 만능시대

　종이, 마분지, 텍스타일, 접착제, 배터리, 세제, 코팅재료, 물감, 잉크, 크레용, 분필, 염료, 화약, 플라스틱, 아세트산, 살충제, 성냥, 유기용제, 샴푸, 화장품, 1회용 컵과 접시…….

　아이오와 옥수수 생산자 협회가 대외 홍보자료에서 자랑스럽게 열거하고 있는 옥수수의 용도를 보면 정말로 옥수수의 쓰임새는 다양하기 이를 데 없다. 세 페이지에 걸친 자세한 설명을 읽어 내려가다 보면 옥수수로 만드는 제품과 식품들이 너무 많아 놀라게 된다.

　맥주, 술, 탄산음료, 피자, 유아식, 캐러멜, 껌, 아이스크림, 햄, 식초, 치즈, 초콜릿, 사탕, 젤리, 잼, 땅콩버터, 케첩, 시리얼, 식빵, 팬케이크 가루, 과자, 콘플레이크 등등.

　굽거나 쪄서 그냥 먹는 옥수수 외에도 우리는 다양한 경로로 옥수수를 먹고 있다.

　미국 중서부 콘벨트의 농부들 중 자신이 재배한 옥수수를 먹는 사람은 아무도 없다. 물론 맛도 없다. 11월이면 지역별로 중간 집하장에 말 그대로 산더미처럼 쌓이는 이 옥수수들은 식품이라기보다 규격화된 상업 제품이며 다른 제품을 만들기 위한 기초 원료이다. 옥수수의 전분을 발효하면 포도당이 되는데 이 포도당을 이성화시켜 과당을 만드는 방법이 알려지면서 옥수수는 식품업계의 값싼 대체원료로 떠올랐다. 옥수수에서 전분을 분리하고 남는 씨눈에는 기름이 풍부하게 들어 있다. 옥수수기름은 식용유는 물론 마가린과 크림 등의 원료가 된다. 값싼 칼로리와 단맛, 거기에 값싼 기름까지 제공해 주는 옥수수의 재배 면적은 계속적으로 늘어나고 있다. 그러나 이것이 전부가 아니다. 가히 옥수수의 세계 정복이라고 할 만한 현상을 만든 결정적 계기는 옥수수를 가축사료, 특히 소의 사료로 이용하기 시작하면서부터이다.

옥수수 산

이스트 콜로라도는 소를 키우는 집중사육시설이 운집한 곳이다. 야트막한 둔덕과 평탄한 벌판이 끝없이 이어진 대평원을 가로질러 난 23번 국도변에는 피드롯이라고 불리는 소 사육시설이 여기저기 흩어져 있었다. 커다란 옥수수 저장고와 사료공장의 은색 첨탑이 보이는 곳엔 어김없이 검은색 소들과 검은색 분뇨더미 산들이 가득한 집중사육시설이 있었다. 은색 첨탑과 검은색 소들이 자아내는 광경은 이 세상 풍경이 아닌 듯한 비현실감을 뿜어내고 있었다.

밥 블레드소가 운영하는 피드롯은 덴버 공항에서 자동차로 6시간 정도면 도착할 수 있는 가까운 거리에 있었다. 취재 일정을 감안하면 이 정도의 거리에 촬영 가능한 피드롯을 찾아낼 수 있었던 건 행운이었다. 여기까지 오면서 대략 20개 정도의 대형 피드롯을 지나쳤다. 그 중에는 밥의 피드롯보다 10배는 더 큰 것들도 있었다. 이런 대형 피드롯은 대기업이 운영하는 곳들로서 촬영 허가가 나지 않았다.

밥이 운영하는 블레드소 캐틀컴퍼니는 가족농장이었다. 300마리 정도를 수용할 수 있는 우사가 28개, 모두 8천 마리의 소들이 축구장 4개 정도의 넓이에 수용되어 있다. 우사는 울타리와 구유 이외에 다른 시설은 없다. 지붕이 없는 이유는 여름에도 날씨가 그다지 덥지 않기 때문이라고 한다. 소들은 좁은 공간에서, 자신의 배설물 위에서 먹고 잔다.

밥과 그의 아들 그리고 5명의 인부들이 이곳을 운영하고 있다. 이곳에서는 다른 대형 농장들과는 달리 동물성 사료를 사용하지 않는다고 했다. 광우병 파동 이후 미국의 피드롯에서도 죽은 소의 일부를 사료로 사용하는 관행은 사라졌지만 아직도 닭이나 돼지의 일부를 사료에 넣는 일은 계속되고 있다. 밥은 자신의 소 먹이는 방식에 큰 자부심을 가지고 있었고 그것이 촬영 허가를 내준 이유이기도 했다. 그는 우리에게 새로 산 자신의 포드 픽업트럭을 촬영용 차량으로 내주었다.

아침 6시 농장 감독인 에이드리안이 구유를 둘러보는 일부터 촬영을 시작했다. 그는 이 일을 구유를 읽는 일 reading bunks이라고 했다. 전날 준 사료를 다 먹었는지, 남긴 양은 얼마인지 체크하여 오늘 줄 사료량을 결정하는 것이다. 그가 랩톱 컴퓨터에 그날 투여할 사료량을 입력하면 농장 일군들이 그의 지시에 따라 대형 트럭에 사료를 담는다.

사료 트럭은 먼저 은색 첨탑의 옥수수 저장고에서 마른 옥수수를 옮겨 실었다. 안에 들어가 보니 첨탑의 아래층은 옥수수 방앗간이었다. 잘게 부수어진 옥수수 알곡이 뽀얀 먼지를 일으키며 트럭으로 쏟아져 들어갔다. 옥수수 저장고에서 나온 트럭은 옥수수 야적장으로 갔다. 야적장에서는 건설용 중장비를 이용해 트럭에 젖은 옥수수를 실었다. 반 건조 상태의 옥수수 알곡을 발효시킨 것이다. 그 다음엔 에탄올 찌꺼기를 실었다. 근처의 에탄올 공장에서 가져온 것인데 옥수수를 이용해 에탄올을 만들고 남은 찌꺼기다. 그리고 마지막으로 소량의 건초를 담았다. 트럭에 탑재된 대형 믹서기 날들이 건초와 여러 종류의 옥수수를 골고루 섞었다.

트럭들이 우사의 앞쪽으로 길게 뻗은 구유에 옥수수사료를 쏟아 붇는다. 쇠 받침틀을 타고 트럭에서 쏟아져 내리는 옥수수. 레미콘 트럭이 공사장에 시멘트를 부어 넣는 광경을 연상시켰다. 두 대의 트럭이 연신 같은 과정을 반복하며 28개의 커다란 구획으로 나누어진 피드롯의 구유들을 모두 옥수수로 채워 넣는 데는 한 시간이 채 걸리지 않았다. 소들은 하루에 두 번, 아침과 저녁으로 사료를 먹는다. 소들이 먹는 사료의 대부분은 옥수수다.

에이드리안은 사무실에서 사료 성분 구성표를 보여주었다. 소들이 처음 피드롯에 들어오면 건초와 옥수수 사일리지(옥수수 대와 열매를 함께 수확하여 잘게 썰어 발효한 것.)를 많이 넣어서 옥수수 알곡의 비율이 50% 정도인 도입기 사료부터 먹이기 시작한다. 그리고 점점 옥수수 알곡의 비율을 높여 옥수수 알곡이 90%에 이르는 마지막 단계의 사료에서 끝이 난다.

사무실에는 블레드소 농장의 지도가 걸려 있었다. 피드롯을 한가운데 두고 그 주위를 초지와 옥수수밭이 중세의 봉건 영지처럼 둘러싸고 있다. 다른 가족농장들처럼 이곳에서도 옥수수를 자급자족한다. 이런 방식으로 비용을 절감함으로써 기업형 대형 피드롯과 경쟁할 수 있다고 한다.

블레드소의 옥수수밭은 지평선 너머로 고랑이 사라져 보이지 않을 정도로 이어져 있었다. 카메라를 360도 회전해도 보이는 것은 모두 옥수수밭뿐이었다. 잡초를 제거하는 트랙터가 밭의 한쪽 끝에서 반대쪽까지 작업을 하면서 이동하는데 족히 20분 정도가 걸렸다. 여기서 수확한 옥수수는 모두 소들의 먹이로 사용된다. 미국 내에서 생산되는 옥수수는 연간 12,101mbu (약 3억 톤, 2008년 기준)인데 그중 가장 많이 쓰이는 곳은 가축사료로서 연간 생산량의 40% 정도이다.

우리는 마지막으로 밥의 초지를 둘러보았다. 블레드소 농장은 옥수수밭과 같은 넓이의 초지를 보유하고 있다. 초지에는 어린 소들이 풀을 뜯고 있었다. 밥은 1년에 한 차례 와이오밍 주의 목장들로부터 송아지들을 구입하여 이곳 초지에 놓아 방목한다. 미국의 육우농장은 암소가 송아지를 낳는 '암소-송아지 농장'과 소에게 옥수수를 먹이는 '집중사육농장'으로 이분된다. 콜로라도 주는 집중사육농장이 많은 곳이다.

어린 소들은 옥수수를 소화하지 못하기 때문에 처음엔 풀만 먹여야 한다. 송아지들은 이곳 초지에서 6개월 정도 풀을 먹으며 자란다. 6개월 후 피드롯으로 옮겨지고 그때부터는 풀 대신 옥수수를 먹는다. 밥은 자신의 농장에서는 송아지들이 초지에서 보내는 시간이 다른 곳들보다 많다고 했다.

"풀을 잘 먹여야 뱃구레가 커져서 옥수수도 많이 먹죠."

초지의 송아지들을 보여주며 에이드리안이 말했다. 골격과 소화기관의 틀이 잘 잡혀야 옥수수를 먹였을 때 살이 빨리 붙는다. 피드롯으로 옮겨져 옥수수를 먹이는 기간은 5개월, 이 기간 중에 급속도로 살이 붙는다. 출하시 무게는 거세 수소의 경우 1,370파운드(약 621kg) 정도, 암소는 1,300파운드(약 589kg) 정도 된다.

사육장의 소들이 슬픈 까닭은?

초지로 활용 가능한 땅이 사방천지인 콜로라도의 평야에서 굳이 소를 좁은 사육장에서 가두고 옥수수를 먹이는 이유는 간단하다. 속도와 경제성. 사육농장들은 소를 최대한 빨리 살찌우는 방법으로 경쟁한다. 밥 블레드소는 이 분야의 전문가였다.

"피드롯에서는 매일 평균 3.6파운드(1.63kg) 정도 자라게 됩니다. 초지에서 자란 소는 하루에 1.5~2파운드(0.68~0.90kg) 정도 자랍니다. 피드롯에서 더 빨리 자라죠. 왜냐하면 피드롯에서 영양을 더 많이 섭취하니까요."

소를 사육장에서 키우는 두 번째 이유는 지방질 때문이다.

"피드롯에서 소를 집중사육하게 되면 맛이 훨씬 더 풍부해지고 부드러워집니다. 근육 사이에 끼는 지방 때문이죠. 미세하게 고기 사이

사이에 퍼져 있는 마블링은 고기의 맛을 좋게 합니다. 소를 그렇게 키우려면 고농도의 사료를 먹여야 합니다."

물론 그 고농도의 사료란 옥수수다. 밥은 옥수수를 먹이지 않고 풀만 먹여서는 좋은 품질의 소고기를 얻을 수 없다고 단언했다. 미국 농무부USDA의 소고기 등급은 우리가 마블링이라고 알고 있는 근육 내 지방의 질과 양이 결정적인 영향을 미친다. 이 농장에서는 최고 등급인 프라임 등급에서 한 등급 낮은 초이스 등급의 소고기를 생산하고 있다. 80%가 초이스 등급을 받는다. 초이스 등급을 목표로 하면 5~6%의 소는 프라임 등급으로 자란다.

밥은 마블링은 먹어도 되는 좋은 지방이고, 요리하면서 버려지는 근육 바깥의 지방은 나쁜 지방이라고 설명했다. 근육 바깥의 나쁜 지방을 먹지 않는 한 소고기는 매우 건강한 먹거리라는 게 그의 견해였다.

"마블링이 고기 맛의 비결입니다. 그리고 건강에도 좋고요. 또 알아야 할 것은 지방 또한 우리 식단의 에너지원이란 사실입니다."

마블링이 고기 맛의 비결이라는 생각에 동의하지 않는 요리전문가를 만나기로 한 터였으므로 일단 이 부분의 판단은 유보하더라도 지방이 주요한 에너지원이라는 견해는 반박하기 어려웠다. 그 밖에도 밥의 주장은 매우 현실적이고 설득력이 있게 들렸다. 경제적으로 소를 키우는 것, 빠른 속도로 소를 살찌우는 것, 그리고 고 에너지원인 지방분이 많은 고기를 만드는 것이 무엇이 나쁜가?

하지만 취재팀의 눈에 이곳의 살풍경은 참기 힘들었다. 분뇨더미

위에서 움직이지 않고 멍하니 울타리 너머 초지를 바라보는 소들의 눈이 너무나 슬퍼보였다. 문화 대신 산업이 먹을거리를 생산하기 시작하면서 동물에게도, 인간에게도 비극적 상황을 만들어 냈다. 블레드소 농장을 떠나 다른 곳을 취재하면서도 한동안 피드롯 소들의 검은 실루엣이 머릿속에 박혀 떠나지 않았다.

당신이 소라면 옥수수를 먹고 싶겠습니까?

"만약 당신이 소라면 어떤 환경에서 살고 싶을까요?"
코완 박사에게 소들이 풀을 먹는 것과 곡물을 먹는 것의 차이에 관해 물었을 때 그는 내게 이렇게 되물었다. 코완 박사는 샌프란시스코에서 통합치료 방식의 클리닉을 운영하고 있는 현직 의사다.
"제가 소라면 다양한 종류의 풀을 뜯을 수 있는 곳에서 살고 싶을 것 같습니다. 그래서 내킬 때 내가 먹고 싶은 걸 골라 먹을 수 있게요."
그는 내 대답을 기다리지 않고 이렇게 말했다.
동물들은 자신들이 뭘 먹어야 하는지 본능적으로 안다. 사람보다 훨씬 더 민감하게 그것을 분간한다. 소들은 굉장히 다양한 종류의 풀과 콩과식물을 먹는다. 물론 사람들이 그 풀들을 제공만 해 준다면.
"하지만 소를 가둬 키우거나 특정 먹이만 먹게 한다면 필요한 것을 먹을 수 있는 본능이 사라지고 결국 아픈 소, 저질 고기, 그리고 저질 우유가 나오는 겁니다."

아픈 소라는 말이 다소 과장되게 들렸지만 코완 박사의 말은 정확하게 요점을 찌르고 있었다. 동물 먹이는 결국 그 동물의 조직과 체액의 구성성분이 된다. 그리고 소가 풀만 먹고 자랐을 때 가장 건강하다는 것은 아무도 부인하지 못한다. 그것이 소가 진화해 온 방식이고 소의 소화체계도 그에 맞게 튜닝되어 있다.

소는 반추동물이다. 소화가 잘 되지 않는 먹이를 반복하여 게워내고 이를 되새김질하는 특별한 소화계통을 가졌다. 새김질한 섬유소는 반추위에 서식하는 미생물들에 의해 휘발성 지방산으로 변화된다. 소는 주요한 에너지로 이 휘발성 지방산을 사용한다. 반추위에 서식하는 이 미생물들은 또 요소나 암모니아 같이 단백질이 아닌 질소 성분들로부터 아미노산을 합성해 낼 수 있다. 이러한 특징으로 소는 초목만 먹고도 잘 자란다.

소는 네 개의 위를 가지고 있다. 반추위, 벌집위, 겹주름위, 주름위인데 이중 반추위가 가장 큰 부분을 차지한다. 산성인 사람의 위와 달리 반추위는 미생물들이 잘 활동하도록 중성상태로 유지된다. 마지막 4번 위인 주름위는 사람과 마찬가지로 산성이다. 소에게 옥수수를 먹이는 일은 소의 4개의 위 중에서 마지막 주름위만을 이용하게 하는 것이다. 방목만으로 소를 키우고 있는 콜로라도의 농장주 조지 휘튼은 이 과정을 이렇게 꼬집었다.

"소는 옥수수를 먹도록 태어난 동물이 아닌데 피드롯의 소들은 옥수수만 먹으니 할 수 없이 옥수수 먹는 법을 배워야만 해요. 사람이

독한 위스키를 한 번에 잘 마시게 될 리 없는 것과 마찬가지죠."

옥수수는 '아픈 소'를 만든다

옥수수를 먹였을 때 소에게 발생할 수 있는 가장 흔한 문제는 고창증이다. 반추위는 상당한 양의 가스를 만드는데 이 가스는 반추 과정에서 보통 트림으로 방출된다. 하지만 옥수수처럼 탄수화물이 많고 섬유질이 적은 사료를 주면 반추 활동이 정지될 수 있다. 이렇게 되면 위에 끈적이는 거품이 끼어 가스를 가두게 되고 위가 풍선처럼 부풀어 올라 폐를 압박한다. 곧바로 조치를 취하지 않으면(보통 식도로 호스를 넣어서 가스를 뺀다.) 질식사할 수도 있다.

그보다 더 심각한 문제는 소가 옥수수를 먹으면 소의 위가 사람과 마찬가지로 산성화되는 것이다. 반추동물에게 곡물사료를 주면 위장에서 산을 과다 분비한다. 산성화된 반추위는 소의 전체 소화체계에 나쁜 영향을 준다. 반추위 벽의 각질화가 진행되고, 식욕부진, 간 기능 장애 등이 생기며 심하면 죽을 수도 있다. 과산증은 반추위의 pH가 5.5 이하로 떨어지면 생긴다. 정상은 6.5에서 7.0이다. pH가 떨어지면 반추위가 무기력해지고 결국 멈춘다. 이렇게 되면 소는 더 이상 먹지 않는다. 산성화가 심해지면 반추위에 사는 박테리아 군이 유익한 박테리아에서 산을 만드는 나쁜 박테리아 군으로 바뀐다. 바뀐 박테리아들은 더 많은 산을 만들어 내고 과산증은 더 악화된다. 산은 위

벽을 통해 흡수되어 대사성 과산증으로 진행한다. 심한 대사성 과산증의 경우 소는 쇼크를 일으켜 죽는다.

과산증의 문제를 경감시키기 위해 피드롯에서는 보통 사료에 항생제를 섞는다. 옥수수를 먹이는 현재의 피드롯은 항생제 사용 없이는 운영이 불가능하다. 지속적이고 반복적인 항생제 사용은 항생제 내성균을 만들어 낸다. '기적의 약'인 항생제를 무력화하는 항생제 내성균은 현대의학이 당면한 골칫거리이다.

항생제를 먹여도 과산증을 100% 막지는 못한다. 대사성 과산증보다 증상이 경미한 아급성 과산증은 피드롯의 일상이다. 아급성 과산증에 걸린 소들은 침을 흘리고 흙을 먹는다. 피드롯에서 이런 정도의 증상은 일상적이고 당연시된다. 사육장 운영자들을 위한 잡지 〈피드롯〉을 보면 '피드롯의 모든 동물들은 최소한 한 번은 아급성 과산증에 걸린다. 이것은 곡물 함량이 높은 사료에 적응하기 위한 자연스러운 과정이다.'라고 쓰고 있다.

옥수수사료는 O157 대장균의 범람에도 책임이 있다. O157 대장균은 덜 익은 소고기 등을 통해 사람의 입으로 들어가 치명적인 영향을 줄 수 있다. 소의 소화기가 산성화되면 병원성 대장균이 성장하기 유리한 환경이 된다. 1980년대에 처음 발견된 O157 대장균은 지금은 대부분의 피드롯 소의 내장에서 살고 있다. 사람의 위장은 강산성 소화액으로 대부분의 병균을 죽이지만 산성화한 소의 위장에서 생겨난 이런 내산성 변종 박테리아는 사람의 위장에서도 죽지 않는다. 소에게 옥수수를 먹임으로써 우리는 병원균을 막는 방패 하나를 내주고 말았다.

나쁜 기름으로 가득한 고기

 방목되지 않고 한 자리에 서 있는 동물은 에너지를 거의 소비하지 않는다. 사용되지 않은 에너지는 근육 사이의 지방으로 축적된다. 그것이 흔히 우리가 말하는 마블링이 되는 것이다. 마블링은 우리가 60년 전까지는 알지도 못했던 것을 만들어 낸다. A+등급, 꽃등심, 눈꽃등심이다. 풀 먹인 소로는 A+등급의 소고기를 얻을 수 없다. 소고기의 등급은 근내 지방 형성도에 따라 매겨지기 때문이다.
 미국에서 소고기는 프라임, 초이스, 셀렉트 세 등급으로 나뉜다. 소는 자연적인 상태에서 적당한 양의 풀을 먹이게 되면 셀렉트 상위, 혹은 초이스 하위 등급이 나온다. 더 높은 등급의 고기를 얻으려면 옥수수가 필요하다. 소가 옥수수를 먹어서 지방으로 변화시키는 데는 풀을 먹을 때와는 전혀 다른 종류의 대사작용이 필요하다. 반추위 미생물이 섬유질을 분해하고 이를 흡수하는 과정은 사라지고, 소화 효소로 전분을 소화하는 과정이 필요해진다. 이것은 소를 돼지로 만드는 일이다.
 옥수수를 주 먹이로 하면 소고기의 화학적 구성 역시 바뀐다. 요즘 우리가 먹는 소고기는 초원의 다양한 풀에서 얻어진 다양한 성분이 아닌 옥수수 하나로 만들어진 고기이다. 한정된 종류의 사료를 먹이기 때문에 제한적인 성분의 고기가 될 수밖에 없다. 그중에서도 가장 극적인 차이가 나는 부분이 바로 지방이다.
 옥수수를 먹인 소는 풀만 먹은 소에 비해 포화지방이 10배 이상 더 많다. 과거의 소고기는 단백질 음식이었지만 요즘 소고기는 지방 음식이다. 옥수수사료로 인해 소고기는 단백질의 탈을 쓴 지방이 되었다. 지방이 든 음식은 피하면서 마블링이 든 소고기를 선호하는 소비자들의 아이러니한 태도는, 옥수수를 먹였을 때 나타나는 부작용인 마블링을 고급육의 특징으로 광고한 업계의 마케팅 결과이다.

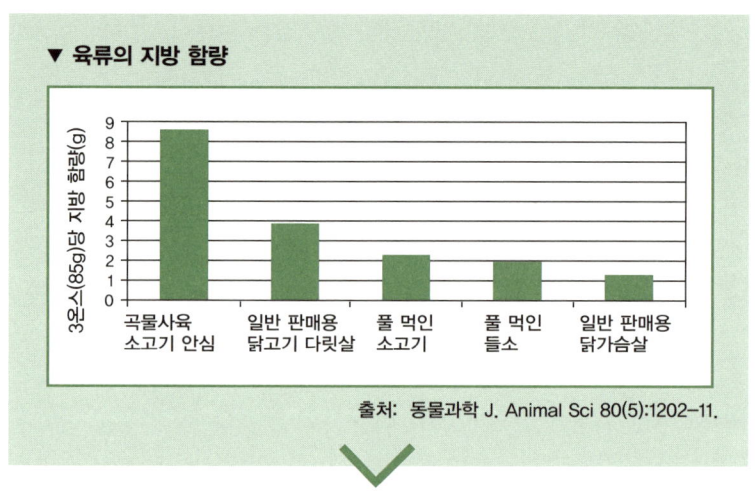

소는 불포화지방산을 스스로 합성하지 못한다. 따라서 소고기의 오메가 지방산 비율은 소가 무엇을 먹었느냐에 따라 달라진다. 풀을 먹은 소고기의 오메가-6와 오메가-3 지방산 비율은 1:1에서 4:1 정도이다. 반면에 옥수수를 먹인 소의 오메가 지방산 비율은 20:1이다. 영양학자들이 권장하는 기준치인 4:1을 훨씬 초과한다. 옥수수에는 66:1 정도로 오메가-6 지방산이 압도적으로 많기 때문이다.

곡물을 먹인 소고기는 단일 불포화지방산 비율이 줄어든다. 풀을 먹인 소고기에는 단일 불포화지방산인 올레인산이 풍부하게 들어 있다. 오메가-9 지방산인 올레인산은 소고기의 맛을 좋게 하고, 오메가-3 지방산과 상승작용을 하여 콜레스테롤을 낮추는 역할을 한다. 올레인산은 올리브유의 주성분이다. 뿐만 아니라 CLA^{conjugated linoleic acid}(항암 작용을 하는 지방산의 일종) 같은 미량 지방산도 2분의 1 이하로 줄어든다. CLA는 항암 작용을 할 뿐 아니라 당뇨의 예방과 치료에도 도움이 된다고 알려져 요즘 활발한 연구가 진행 중인 지방산이다. 그 밖에도 옥수수를 먹이면 소고기의 비타민A, E 그리고 항산화 성분도 급격히 줄어든다.

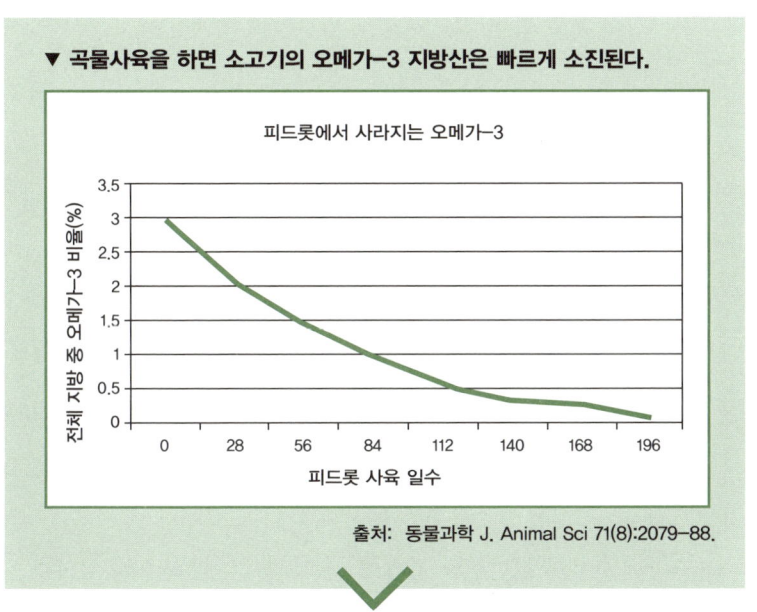

▼ 곡물사육을 하면 소고기의 오메가-3 지방산은 빠르게 소진된다.

출처: 동물과학 J. Animal Sci 71(8):2079-88.

세계를 뒤덮은 피드롯

　블레드소 농장 취재를 마치고 23번 국도를 따라 공항으로 돌아오는 길, 또다시 대형 소사육장 단지들을 통과했다. 피드롯마다 하나씩 서 있는 옥수수사료 공장 첨탑의 특징적인 생김새 덕에 멀리서도 소사육장을 단번에 알아볼 수 있었다. 첨탑이 하나씩 나타날 때마다 사육장에서 보았던 소들의 슬픈 눈과 분뇨더미와 악취가 연상되었고 거기서 느꼈던 감정들이 다시 떠올랐다. 사육장의 첨탑을 다시 보는 것 자체가 참기 어려운 스트레스로 다가왔다. 23번 국도를 따라 첨탑들과 검은 분뇨와 검은 소떼들의 울타리는 계속되었다. 그리고 사육장은 다른 곳에도 더 있었다. 덴버 공항으로 가는 길목에도 있었고 캘리포니아의 모텔 근처에도 있었다. 피드롯의 냄새와 첨탑으로 인해 미국에 머무는 일 자체가 스트레스가 되고 있었다.

　피드롯의 공식 명칭은 CAFO, 집중가축사육시설. 2차 세계대전 중 소고기 생산량을 늘리기 위해 고안된 이후 소고기와 우유를 비롯해 닭과 돼지 등 거의 모든 가축들의 표준 사육방식으로 자리잡았다. 피드롯은 동물들이 구금상태에서 오는 스트레스, 자기 분뇨와 한 덩어리가 되는 고통 등 1차적으로 동물들의 건강에 불리한 태생적 한계를 가지고 있다. 거기에 곡물사료에서 오는 2차적 문제까지 더해져 피드롯은 '가축들의 지옥'으로 변한다. 미국에서 생산되는 소고기의 99%가 피드롯을 거친다. 미국은 피드롯의 나라이다.

　미국에서 시작된 피드롯은 세계의 다른 지역으로 빠르게 전파되고 있다. 방목의 나라 호주에서도 피드롯은 점차 일반적인 관행이 되어 가고 있다. 소고기 산업은 호주 대륙의 농업에서 가장 비중이 큰 분야이며 피드롯은 이미 그 중심에 있다. 호주에는 7000개의 피드롯이 있다. 도시의 슈퍼마켓에서 팔리는 소고기의 80%가 피드롯 생산이며 최근 10년간 소고기 증산의 대부분이 피드롯의 팽창에서 비롯되었다. 특히 마블링을 고급육의 조건으로 여기는 한국과 일본으로 수출하는 소고기는 대부분 피드롯을 거친다.

나는 취재팀과 호주로 날아갔다. 아미데일에서 100킬로미터 북쪽, 블랙 앵거스와 와규를 포함하여 소 3만 마리를 기르는 레인저밸리 농장이 취재 허가를 내주었다. 이 농장의 홈페이지에는 최고 수준의 청결하고 과학적인 피드롯 시설을 자랑한다고 되어 있다.

사장인 돈 멕케이 씨가 트럭을 타고 입구까지 마중을 나왔다. 그는 한글로 된 명함을 내밀면서 우리말로 인사를 건넸다. 한국의 바이어들이 많이 찾아온다고 한다. 이 농장에서 한국에 수출하는 물량은 전체 생산량의 15% 정도라고 했다.

돈은 방목지를 먼저 보여주었다. 광활한 면적의 초지에는 작은 개울이 흘렀고 개울가를 따라 그늘이 깔린 나무숲이 우거져 있었다. 호주의 때 묻지 않은 자연이 느껴지는, 야생 사파리에 가까운 초지였다. 어린 소들이 겨울용 목초인 귀리를 먹고 있었다. 귀리 줄기를 씹어보니 단맛이 느껴진다. 소들이 좋아한다고 한다. 여름에는 자연 초지에서, 겨울에는 씨를 뿌려 조성한 귀리 초지에서 키운다. 양쪽 다 인공 관개 없이 자연 강수량만으로 운영된다.

송아지는 외부 농장들로부터 구입하여 100킬로그램이 될 때까지 5개월 정도 목초지에서 방목 사육한다. 100킬로그램에 도달한 소들은 피드롯으로 이동시켜 곡물사료를 먹인다. 피드롯에 들어서자 낙원에서 지옥으로 들어서는 느낌이었다. 호주의 피드롯도 미국의 피드롯과 다르지 않았다. 첨탑이 있는 사료공장, 같은 모양의 트럭, 울타리와 대형 구유, 슬픈 눈빛의 소들, 검정색 분뇨더미, 그리고 악취. 이곳의 관리인들은 포드 트럭 대신 말을 타고 다닌다는 것이 조금 이채로울 뿐이었다.

이 농장이 자랑할 수 있는 최고 수준의 시설은 초지였지만 소들은 초지보다 피드롯에서 더 많은 시간을 보낸다. 사장 돈 멕케이 씨가 자랑하는 이곳의 강점은 피드롯에서 보내는 시간이 다른 농장들보다 길다는 점이다. 다른 농장은 피드롯에서 곡물을 먹이는 기간이 6개월 정도인데 비해 이곳의 소들은 10개월 이상 피드롯에 머물며 곡물을 먹는다. 피드롯에서 보내는 시간이 많으므로 육질이 좋아진다는 것이 이유였다.

이곳의 사료에는 미국식 사료보다 곡물들이 다양하게 들어 있었다. 농장 한가운데 자리잡은 전용 사료공장에서 보리와 밀을 스팀으로 쪄낸 다음 옥수수 사일리지와 섞어서 주고 있었다. 곡물 함량은 3단계로 조절된다. 처음 피드롯에 온 소들에겐 곡물은 적고 풀이 많이 섞인 사료를 먹인다. 그러다가 점점 곡물이 더 많은 사료로 강도를 높여간다. 300일이 지나면 400킬로그램에서 크게는 800킬로그램까지도 자란다.

호주에서 굳이 곡물사육을 하는 이유가 궁금했다. 호주의 육우농장들이 곡물사육을 선호하는 첫 번째 이유는 품질의 균일화였다. 풀은 수시로 변하기 때문에 풀만 먹여서는 일정한 품질을 유지할 수 없다. 소비자들에게 일관된 고기 맛을 주려면 균일한 먹이가 필요하다는 것이다. 두 번째 이유는 역시 마블링, 고기에 흰색 마블링이 생기려면 곡물은 필수적이다.

레인저밸리 근처에는 옥수수 농장들이 많다. 피드롯에서 나와 돈과 작별한 후 우리는 옥수수 농장들을 둘러보았다. 끝이 안 보이는 옥수수밭이 펼쳐져 있다. 오스트레일리아에서 이런 풍경을 보리라고는 생각지도 못했다. 호주의 초원이 사료용 옥수수밭으로 변해가고 있다니.

옥수수 농장을 운영하는 젊은 농부 스튜어트 주도를 만났다. 그의 옥수수밭은 이미 갈색으로 메말라 있었다. 하지만 주도는 3-4주 정도 더 기다려 추수를 할 작정이었다. 성장이 멈춘 것이 아니어서 그 사이에 비라도 한 차례 온다면 낱알이 더 굵어질 것이다. 올해는 비가 적어 걱정을 많이 했는데 최소한 평년작 정도의 수확은 될 거라며 그는 안도하고 있었다. 주도는 400헥타르의 면적에서 혼자 800톤의 옥수수를 수확한다. 모두 사료용이다. 줄기와 낱알을 한꺼번에 잘게 잘라 발효시키는 옥수수 사일리지로 30% 정도를 수확하고 낱알의 형태로 나머지 70%를 수확한다. 사일리지를 만들 때 가장 중요한 것은 수분 함량이다. 줄기와 잎이 녹색을 띠고 있어야 하고 알곡은 완전히 익었으면서도 충분한 수분을 갖고 있는 상태에서 수확해야 좋은 사일리지가 만들어진다.

"옥수수를 사료로 쓰는 이유가 뭐죠?"

"에너지가 많으니까요. 옥수수 사일리지는 풀 사일리지보다 좋습니다. 옥수수를 주면 동물이 빨리 자랍니다."

"옥수수 수요가 증가하나요?"

"그렇습니다. 해마다 차이가 있지만 증가하는 추세가 분명합니다."

다른 나라들과 같은 이유로 옥수수의 세계 정복이 호주에서도 이미 진행 중이다.

피드롯은 전혀 필요 없을 것 같은 나라에서도 시작되고 있다. 옥수수의 원산지인 멕시코에서 옥수수는 신성한 작물이다. 그래서 이곳 사람들은 소에게 옥수수를 먹이는 피드롯을 받아들이지 않았다. 하지만 멕시코에서도 마침내 피드롯이 생겼고 옥수수를 먹이는 소들이 증가하고 있다. 그뿐이 아니다. 몽골에서도 농부들이 옥수수를 따로 재배해 사료로 쓰는 일이 생겨나고 있다. 인접한 중국에서도 우유의 수요가 증가함에 따라 젖소를 옥수수로 사육하고 있다. 규모는 작지만 피드롯이 초원의 나라 몽골과 멕시코, 중국까지 범위를 넓히고 있는 것은 결코 반가운 일이 아니다.

들판에 꽃들은 지고

풀을 먹인 소에서 나온 버터로 비만과 당뇨병이 호전되었다는 소식을 듣고 급하게 프랑스로 날아갔을 때 우리는 어딜 가든 옥수수밭으로 가득한 프랑스 전원 풍경에 충격을 받았다. 프랑스에는 500만 헥타르의 옥수수밭이 있다. 옥수수는 프랑스 제1의 작물이다. 이 중 3분의 2가 가축사료용이고 나머지 3분의1은 액상과당을 만드는 데 쓰인다.

농공학자 피에르 베일 박사가 기억하는 프랑스 전원의 봄 풍경은 노랑, 파랑, 자주빛 꽃들과 각기 다른 투명도의 녹색 빛으로 어우러진 알록달록한 들판이었다. 아마, 부채꽃, 잠두, 살갈퀴 등 지금은 사라져 버린 다양한 작물들이 재배되고 있었다. 이들 작물이 없어진 자리에는 생산성이 뛰어난 몇 가지 작물의 집중재배 단지가 들어섰고, 지금 이곳은 두 가지 빛깔로 단조롭게 변했다. 옥수수와 밀이다.

"정상적인 게 아니죠. 지금 제가 56세인데 제가 농업학교를 다닐 때는 2년 연속으로 같은 땅에 같은 작물을 재배하면 안 된다고 배웠어요. 해충과 잡초가 생기니까요. 하지만 지금은 아무 상관이 없죠. GMO(유전자변형농산물)와 농약이 있으니까요."

현재 프랑스에서는 1헥타르당 10톤의 옥수수를 생산하고 있다. 한때 이 지역에서 가장 많이 재배되던 아마는 1헥타르당 고작 2톤 정도만 생산되었다. 아마는 화학비료를 주지 않아도 되고 살충제도 거의 필요 없지만 산업 시스템에서는 경쟁력이 없다. 옥수수의 월등한 생산성은 다른 작물들을 고사시켰다. 옥수수는 나쁜 작물이 아니다. 하지만 전 세계 농업에서 옥수수 재배가 15%를 차지하고 있는 현 상황은 결코 좋지 않다.

옥수수가 선택받은 까닭은 스피드

　옥수수는 농가의 입장에서 보면 풀보다 확실히 더 편리하다. 풀 같은 경우는 강수량과 기온에 따라 풀이 웃자라거나 아예 자라지 않는 기간이 있다. 반면에 옥수수는 일 년에 한 번 수확해서 사일로에 보관하고 매일 똑같은 품질의 옥수수를 가축들에게 줄 수 있다. 옥수수는 재배에서 수확과 저장까지 전 과정을 기계화하는 것이 가능하다. 운반이 쉽고 저장이 용이하다는 것도 큰 장점이다. 기호성도 좋아서 대부분의 가축들이 옥수수를 잘 먹는다.

　자연계에 옥수수 같은 단당류는 흔하지 않다. 소는 열매나 씨앗보다 흔한 잎과 줄기를 먹이로 삼았다. 질기고 단단한 섬유소를 영양분으로 만들기 위해 소의 위는 미생물과의 공생을 선택했다. 덕분에 소는 사람과 먹이를 놓고 다투지 않아도 되는 가축이 되었다. 소에게 곡물을 먹이는 일은 경제적이지 않다. 그런데 옥수수가 그것을 바꾸어 놓았다.

　프랑스 농부들은 돼지한테 옥수수를 너무 많이 주면 돼지의 지방이 과도하게 증가한다는 것을 알고 있었다. 그래서 돼지 먹이에서 옥수수 양을 제한했다. 소시지나 파이 등을 만들 때 지방이 너무 많으면 좋지 않기 때문이다.

　옥수수의 가장 큰 장점은 속도다. 속도는 이득을 남긴다. 전에는 소들은 보통 4-5년이 되어야 도축되었다. 지금 소들은 16개월에서 20개월이면 도축된다. 태어날 때 80파운드(약 36kg)인 송아지를 1년

남짓한 기간에 1,200파운드(약 544㎏)로 만들려면 풀 이상의 것이 필요하다. 옥수수와 옥수수의 오메가-6가 이것을 가능하게 했다. 옥수수의 단점은 단백질이 많지 않다는 점인데 이 문제는 콩깻묵(콩에서 기름을 짜고 남은 찌꺼기)을 같이 주는 것으로 해결하면 되었다. 단백질 보충제와 성장 호르몬을 이용하면 더 빨라진다. 야기되는 부작용은 항생제 같은 약품으로 해결한다.

돼지도 닭도 옥수수를 먹는다

솔즈베리는 미국 닭고기 수요의 7%를 생산하는 닭고기 산업단지다. 이곳에서 부동산 사업을 하는 차재철 씨의 안내로 이곳의 한 닭농장을 둘러보았다. 차재철 씨는 가난한 이민자들의 상륙코스라 할 수 있는 도계공장 노동자로 미국에 첫발을 디딘 후 닭농장 사업을 거쳐 닭농장을 전문으로 매매하는 현재의 부동산 회사를 차렸다. 이 지역에는 한국인들이 운영하는 닭농장만 50여 곳이 넘는다. 닭농장들은 감염을 우려해 외부인의 출입을 엄격히 금지하기 때문에 취재 허가를 받기가 어려웠다. 내부인의 도움을 받지 않고서는 그 안을 들여다보기 힘든 곳이다.

우리가 방문한 곳은 40에이커의 땅에 계사 5개가 세워져 있었다. 계사 한 곳에 4만 마리의 닭이 수용되어 있다. 농장주인 한국인 한 명이 이 20만 마리의 닭을 혼자서 키운다. 자동화된 시설 덕에 손이 거의 가지 않는다.

우리는 천천히 농장 안을 둘러보았다. 계사는 생각보다 깔끔했다. 냄새도 거의 나지 않았다. 강력한 환기시설 때문이다. 계사는 어두웠고 4만 마리의 닭이 톱밥이 섞인 바닥 위에서 모이를 먹고 있었다. 농장 주인은 사료에 대해서는 아는 바가 전혀 없었다. 사료를 대형 닭고기 유통회사들이 직접 생산하여 위탁 농장에 배달해 주기 때문에 닭을 키우는 사람들도 사료의 성분에 대해서는 전혀 모른다. 우리는 이곳의 사료를 샘플로 채취했다. 한국에 가져와 분석한 결과 솔즈베리 닭농장 사료의 주성분은 역시 옥수수였다. 옥수수 60-70%에 콩이 20-30%. 기타 비타민과 미네랄 등의 보조제가 들어 있었다. 배달된 모이는 계사마다 하나씩 높다랗게 설치된 원통형 저장 탱크에서 파이프를 통해 모이통으로 자동 배분된다. 옥수수의 고속도로는 이렇게 가느다란 모세혈관들을 통해 최종 목적지에 닿는다.

미국의 육계 업계가 이룩한 눈부신 발전에 대해서는 별로 알려지지 않았다. 닭의 종자를 개량하는 것에서부터 사료의 배합비율에 이르기까지 닭고기 산업은 얼마나 적은 비용으로 많은 닭고기를 생산할 것인가에 초점이 맞추어져 왔다. 그 결과 오늘날 솔즈베리의 닭들은 1파운드(약 0.45kg)의 살을 찌우는데 단지 1.9파운드의 사료만 먹으면 된다. 과거에는 사료효율이 4.7파운드였다. 사료 효율은 닭고기 산업의 경제성을 평가하는 가장 중요한 지표다. 속도 역시 중요한데 솔즈베리의 닭들은 출하하기까지 4-7주 정도면 된다. 프랑스 가스코뉴 지방의 노란 토종닭이 100일 정도 걸리는 것에 비하면 3분의 1 정도

밖에 걸리지 않는 셈이다. 사료 효율과 속도를 위해 닭들은 모이를 먹는 시간 이외에는 움직이지 않고 꾸벅꾸벅 졸도록 배려된다. 마리당 공간이 최소한으로 유지되고 조명을 최대한 어둡게 하는 것이 그 때문이다.

개량된 산업용 육계는 재래종보다 훨씬 크고 살이 많다. 지나치게 비대하기 때문에 이 닭들은 특별히 부드러운 바닥 위에서 길러야 한다. 닭이 제 몸무게를 못 이겨 다리뼈가 부러져 죽는 일이 일어나기도 한다. 농장주가 하는 일 가운데 가장 중요한 것이 이른 아침 계사를 열고 죽은 닭을 걷어내는 일이다. 계사 하나에 50마리에서 많게는 100여 마리의 죽은 닭을 치운다. 차재철 씨는 촬영용 조명을 켜서 닭들이 놀라면 다음 날 죽어 나가는 닭들의 수가 크게 는다고 주의를 주었다. 이 닭들은 사람으로 따지면 고혈압에 심장병 환자들이다. 단지 7주 만 버티도록 선택된 고도 비만형 유전자 조합이라고 할 수 있다. 결과적으로 오늘날 우리가 먹는 닭고기는 지방 함량이 훨씬 더 많아졌다. 오메가-6와 오메가-3의 비율도 심하게 악화되었다.

닭과 마찬가지로 돼지들도 옥수수를 먹는다. 우리는 프랑스 렌 지역의 한 농가에서 돼지 사료를 주는 장면을 촬영했다. 일반적으로 프랑스의 농부들이 사용하는 돼지 사료의 구성비는 옥수수가루 60%, 밀 20%, 콩 20% 이다. 반건조 상태의 옥수수를 빻아서 노천에 비닐로 덮어놓으면 발효되어 시큼한 맛이 나는데 이 발효 옥수수 가루가 프랑스 돼지들의 주된 사료이다. 트랙터로 옥수수사료를 퍼담는 장면은 트랙터만 조금 작았을 뿐 미국의 소고기 피드롯과 놀랍도록 유사했다. 트랙터로 옥수수 가루를 퍼담아 믹서기 입구에 넣으면 저장고에 미리 들어 있는 콩가루와 밀가루가 자동으로 물과 혼합되어 파이프를 타고 돼지우리로 보내진다. 이런 방식으로 돼지들은 하루에 두 번 파이프를 타고 쏟아지는 옥수수죽을 먹는다.

돼지는 옥수수를 먹는 만큼 조직 내에 오메가-6 기름을 저장한다. 옥수수를 주로 먹는 산업 돈육은 지방 중 오메가-6 지방산 비율이 15-27%이다. 오메가-6를 극단적으로 많이 먹이면 지방 중 47%까지 오메가-6가 되었다는 보고도 있다. 반대로 돼지에게 오메가-6를 0.5% 이하로 섭취하게 하면 조직 내 지방 중 오메가-6 비율을 3% 이하로 낮출 수 있다.

우리는 옥수수를 얼마나 먹고 있나?

그렇다면 우리는 옥수수를 얼마나 먹고 있을까? 옥수수에서 고기와 유제품 등으로, 또 다른 간접적인 루트를 통해 먹이사슬을 따라 들어와 우리 몸의 구성성분을 이루게 되는 옥수수의 양은 우리 몸 전체에서 몇 퍼센트 정도나 될까? 우리는 전형적인 한국인 두 사람의 머리카락 몇 올을 잘라 들고 버지니아 주립대학교를 찾았다. 샘플 수가 많으면 좋겠지만 검사 자체가 워낙 어려워서 일단은 표본 2개로 만족해야 했다.

스티브 맥코 교수는 머리카락의 탄소 동위원소를 분석하여 그 사람의 식생활 패턴을 유추해 내는 방법을 고안한 화학교수이다. 그가 분석한 실험 가운데 재미있는 것들이 많다. 그중 하나는 생선으로 만든 고양이 사료 통조림을 그가 기르는 고양이에게 한 달 동안 먹인 후 고양이털의 동위원소 분석을 했을 때 털에서 생선의 동위원소가 전혀 나오지 않은 것이다. 나중에 알고 보니 그 사료에는 생선을 거의 사용하지 않았음이 밝혀졌다. 그는 또 미국의 초대 대통령 조지 워싱턴의 머리카락을 검사하여 그가 먹었던 음식들을 연구하기도 했다.

같은 원소의 동위원소Isotope들은 중성자 수가 다른데 그 차이로 조금 더 가볍거나 무겁게 된다. 예를 들어 탄소의 동위원소인 카본-12와 카본-13은 중성자 수가 다르다. 맥코 교수가 가지고 있는 수십억 원 대의 장비인 매스스펙트로메터Mass spectrometer를 사용하면 이 두 가지 물질을 구별할 수 있다. 옥수수는 탄소-12보다 탄소-13이 더 많다.

우리가 알아보려고 한 것은 '한국인의 식단에 얼마나 많은 옥수수가 들어 있는가'하는 것이었다. 김일환 씨와 그의 딸이 머리카락을 제공했다. 우리는 한 달 전 두 사람의 머리카락을 미리 맥코 교수에게 전달했다.

맥코 교수는 매우 친절한 사람이었다. 그의 연구실 문에는 '친절한 분석가'라고 타이핑한(아마도 직접 써 붙였을 것이다.) 작은 쪽지가 붙어 있었다. 맥코 교수는 분석 결과를 묻는 나에게 아직 비밀이라며 결과를 듣고 싶으면 자신의 강의를 먼저 들어야 한다고 했다. 그러고는 동위원소의 개념에서부터 시작하여 동위원소를 분석하는 그의 수십

억 원짜리 기계의 작동원리, 그리고 왜 옥수수와 일반 식물의 탄소 동위원소가 다른가에 대한 생물학적 설명까지 자세하게 해주었다. 물리학, 화학, 생물학을 아우르는 자세한 설명은 두 시간이 넘게 걸렸다. 너무 친절한 거 아닌가?

맥코 교수의 강의를 요약하면 이렇다. 식물계에는 C-3 식물과 C-4 식물이 있다. C-3에는 우리가 아는 대다수의 식물이 들어간다. 나무, 콩, 벼 등. C-3 식물은 생명의 탄생과 더불어 진화한 종이다. 반면에 C-4 식물은 역사가 짧다. C-4 식물은 지구가 아주 덥고 건조할 때 생겨났다. 그래서 C-4 식물은 한번 받아들인 물과 이산화탄소를 놓치지 않고 붙잡아두는 기제가 발달했다. 옥수수는 C-4 식물이다. C-4 식물인 옥수수는 탄소-13을 더 선호하는 경향이 있다. 그래서 옥수수는 다른 C-3 식물보다 조금 더 많은 탄소-13을 갖게 된다. 이런 차이를 이용하여 머리카락의 탄소 성분을 분석하면 옥수수로부터 유래한 탄소의 구성 비율을 얻을 수 있다.

강의가 끝나자 맥코 교수는 우리가 의뢰했던 머리카락의 분석 결과를 알려주었다. 아버지와 딸 두 사람의 분석 결과는 이랬다. 아버지의 경우 머리카락을 구성하는 탄소의 16%가 옥수수, 딸은 34%가 옥수수였다. 이것은 두 사람이 섭취하는 음식의 각각 6분의 1, 3분의 1이 옥수수로부터 유래한 물질이라는 뜻이다. 물론 이 두 사람은 평소에 옥수수를 거의 먹지 않는다. 여름철에 3-4개 정도 먹는 것이 고작일 뿐이다. 그렇다면 이 옥수수들은 어디서 온 것일까? 우리는 이미 그 대답을 알고 있다. 가축에게 먹인 옥수수이다. 돼지, 소, 닭의 사료를 구성하는 성분의 70% 정도가 옥수수이다. 달걀, 우유, 아이스크림, 요구르트, 삼겹살 등이 모두 옥수수로 만들어진다. 그러니 우리 몸의 3분의 1이 옥수수라 하더라도 놀라울 것은 없다. 맥코 교수가 분석한 많은 머리카락들 중 미국인의 경우 심지어 80%가 옥수수인 사람도 있고 평균은 50-60% 정도이다. 몸의 80% 정도가 옥수수라면 거의 '걸어 다니는 옥수수'라 불러도 무방할 지경이다.

미국산 옥수수를 먹는 한국의 가축들

우리는 서울의 슈퍼마켓에서 달걀과 한우고기를 사서 지방산 조성을 분석했다. 수거한 달걀의 오메가-6와 오메가-3의 비율은 60:1, 소고기는 90:1이었다. 이들 샘플에는 사실상 오메가-3 지방산은 들어 있지 않다고 보아도 무방할 정도다. 달걀과 소고기의 오메가-6 지방산은 어디에서 왔을까?

한국은 1980년대까지는 미국산 옥수수의 주요 고객이 아니었으나 2009년에는 3위의 바이어가 되었다. 오늘날 한국에서 옥수수를 먹지 않고 자란 가축은 없다. 대부분 미국산 옥수수다. 우리나라의 닭사료도 주성분은 옥수수이다. 국내의 한 닭사료 공장의 성분 배합표에도 옥수수 50%, 콩 30% 순으로 되어 있는 것을 확인할 수 있었다. 돼지용 사료도 주성분은 옥수수와 콩이다. 강원대 동물생명공학과 박병성 교수는 배합 사료에는 오메가-3가 거의 없다고 보아야 한다고 단

한국인의 축산품 소비 추이

한국인은 1인당 연간 12.9Kg(2007년 기준, 한국계육협회)의 닭고기를 먹는다. 수입 닭고기는 주로 미국과 브라질산이며 2009년 6만톤 정도가 수입되어 국내 소비량의 약 14%를 차지한다. 1인당 계란 소비량은 2005년에 연간 200개를 돌파한 후 조금씩 증가하고 있다. 또 우리나라는 세계 11위의 돼지고기 생산국이며 세계 3위의 돼지고기 수입국이다. 또한 전 세계 삽겹살의 블랙홀이기도하다. 돼지고기는 우리 국민들이 가장 많이 먹는 육류이다.

언했다. 원래 곡물을 잘 먹는 동물인 닭, 오리 등 가금류는 물론이고 잡식성인 돼지도 옥수수를 먹고, 원래 풀만 먹는 동물인 소도 옥수수를 먹는다. 결과로 우리가 먹는 축산품의 대부분이 옥수수를 기반으로 만들어지고 있다. 우유, 요구르트, 치즈와 이를 사용한 음식들, 소고기, 돼지고기, 닭고기와 그 가공제품, 우지를 이용한 라면 같은 2차 가공제품 등을 포함하면 우리가 간접적으로 섭취하는 옥수수 양은 상상을 초월한다. 우리의 식탁은 옥수수의 오메가-6에 점령당한 지 오래이다.

기름진 음식도
건강할 수 있다

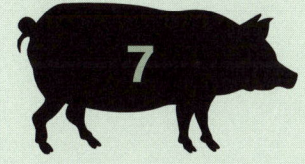

풀 먹인 고기에는 영양학적으로 알려진 성분도 있고 알려지지 않은 성분도 있다. 하지만 이 모든 성분들을 가장 효과적으로 쓰는 방법을 우리 몸은 잘 알고 있다. 풀 먹인 소고기는 우리 인체가 오래전부터 적응해 온 고기이며 옥수수를 먹인 소고기는 그렇지 않다. 산업화된 먹거리는 음식의 화학적 성질을 변화시켰고, 우리 몸은 아직 그런 종류의 물질을 받아들이도록 진화하지 않았다.

소치는 심장전문의 애슐리 박사

콜레스테롤, 비만, 고지혈증 등 기름진 동물성 지방의 섭취와 관련된 온갖 부정적인 정보의 홍수에도 불구하고 우리는 삼겹살의 유혹을 잘 참지 못한다. 고소한 기름 냄새, 풍부한 육즙. 이 맛있는 음식이 비만과 고지혈증을 유발한다니 정말 안타까운 일이다. 마음껏 먹어도 살 안찌는 삼겹살은 없을까? 맛있는 동물성 식품을 마음껏 섭취하면서도 건강을 유지하는 일, 그것은 과연 불가능한 일일까?

심장전문의 스티븐 애슐리 박사는 자신의 심장병 환자들에게 육류를 먹지 말라고 하지 않는다. 오히려 고기를 권한다. 붉은 고기는 심장의 적으로 간주되어 왔다. 우리는 그가 일하는 덴버의 대형 종합병원의 심장외과 병동에서 그를 만났다. 의사로서 그의 주된 일과는 심근경색 환자들의 관상동맥에 철망(혈관에 넣는 협착 방지용 튜브. 스텐트.)을 삽입하는 수술을 일상적으로 수행하는 것이다.

덴버라는 지역 특성상 그의 환자 중에는 목동들이 많았다. 애슐리 박사는 심장병으로 찾아오는 목동들에게 고기를 먹지 말라고 말하기가 힘들었다. 이들은 평생 자기가 기른 고기를 먹어온 사람들이다. 동시에 한 가지 사실, 아메리카 인디언은 들소 이외에는 거의 아무것도 먹지 않았는데도 건강했다는 사실이 그를 괴롭혔다. 그는 독자적인 연구를 통해 산업적으로 만들어진 고기와 과거의 고기에는 커다란 질적 차이가 존재했음을 알게 되었다. 그 이후 그는 의사로서 그리고 소를 키우는 목동으로서 풀 먹인 소고기의 보급에 앞장서고 있다.

그는 환자들에게 반드시 풀을 먹인 소고기를 먹도록 권한다.

"심장병을 앓고 있는 목동들을 많이 보셨습니까?"

"네. 목동들 대부분은 야채 위주의 식사를 하지 않습니다. 닭이나 소고기, 돼지고기를 많이 먹죠. 특히 붉은 고기를 많이 먹는 사람들입니다."

소는 위가 4개인 반추동물로서 풀을 먹도록 창조되었다. 그런 소에게 단당류 탄수화물인 옥수수를 먹이게 되는 경우 '소를 돼지로' 만들게 된다. 지방이 가득한 고기를 먹게 되는 것이다. 미국 소비자들은 그런 고기의 맛을 좋아하지만 건강한 음식은 아니다. 그럼에도 불구하고 그는 '고기를 먹는 일은 좋은 일이다'라고 단언한다. 다만 어떤 고기냐가 중요하다.

"우리는 수천 년 동안 다양한 형태로 소고기를 섭취해 왔습니다. 아메리칸 인디언의 경우 버펄로 외에는 거의 아무것도 먹지 않았습니다. 하지만 들소고기는 완벽한 영양소를 갖춘 음식이었죠. 단백질이 풍부하고 비타민도 다량 함유돼 있었고요."

심장전문의 스티븐 애슐리 박사는 텍사스의 목장에서 태어나고 자랐다. 그의 아버지는 소를 키웠다. 1950년대까지 소들은 풀만 먹고 자랐다. 그러다가 소에게 옥수수를 먹여 키우기 시작했다. 아버지 역시 옥수수 사육이 좋은 방식이라곤 생각하지 않았지만 그는 아버지가 농장으로부터 이윤을 내기 위해 분투하고 있었다는 것을 알고 있다. 아버지는 사육장에서 옥수수를 먹여 키운 소고기로 그를 의대에 보내주었다. 의사가 된 후 그가 고기의 질에 관심을 갖게 된 것은 어쩌면 당연한 일이었다.

그의 환자들은 자신들이 생산한 고기를 먹는 사람들이다. 콜로라도의 목동들은 미국의 다른 지역과 마찬가지로 소들을 들판에서 방목한 후 대형 사육장으로 이송하여 일정 기간 위탁 사육하는 방식을 따른다. 대형 사육장에서는 여러 농장의 소들을 한곳에 모아 옥수수를 먹여 살을 찌운 후 도축장으로 보낸다. 목동들은 자기 농장의 소고기를 먹는다지만 사실상 옥수수 사육장의 소고기를 먹는 것이다. 아버지가 돌아가시고 자신이 농장을 물려받게 되자 그는 텍사스의 고향농장을 원래대로 되돌려 풀 먹인 소를 키우는 유기농 농장으로 바꾸었다.

"옥수수를 먹여 키우는 소고기 장사는 지금 접었죠. 아마 소들도 지금이 더 행복할 거라고 생각해요. 저희도 더 행복하고요."

그리고 2006년 그는 미국 사회에 최초로 옥수수사료의 오메가-6 지방산 문제를 제기했다. 그의 주장은 큰 파장을 불러왔고 그 이후 풀을 기르는 소규모 농장이 하나둘 생겨났다. 그는 텍사스의 직영농장 외에도 콜로라도 지역의 풀 먹인 소고기들을 모아 판매하는 인터넷 쇼핑몰도 함께 운영했지만 쇼핑몰 사업은 1년여 만에 접었다. 그 이유가 재미있다. 환자들에게 자기가 파는 고기를 추천하는 모양새가 되기 때문이었다.

"제 환자에게 제가 파는 고기를 먹으라고 하기는 좀 어려웠습니다. 비윤리적이라고 느껴졌거든요. 하지만 쇼핑몰을 접은 지금은 자유롭게, 제가 건강하다고 생각하는 먹거리를 권할 수 있게 됐습니다."

애슐리 박사는 자신 있게 환자들에게 풀 먹인 소고기를 사 먹으라고 조언한다. 그의 텍사스 농장 소고기는 콜로라도에서는 판매되지 않는다.

지금도 집으로 돌아가면 그는 목동이 된다. 애슐리 박사의 농장에서는 1년 내내 소에게 신선한 풀을 먹이는데, 그것은 자연목초지와 함께 인공목초지를 조성했기 때문이다. 헤이 그레이저라는 인공목초는 언뜻 보면 옥수수처럼 보이지만 소들이 정말 좋아하는 풀이다. 목초가 무성해서 위에서는 안 보였는데, 초지 안으로 들어서니 소들이 즐겨 다니는 곳에는 길이 나 있었다. 이른 아침, 애슐리 박사가 우리의 문을 열어주자 소들이 내달리기 시작한다. 그리고 헤이 그레이저 목초지 여기저기로 자유롭게 흩어진다. 맛있고 신선한 풀을 먹으며 걷고 또 걷는 소. 이것이 원래 소의 모습이다.

애슐리 박사는 심장병 환자들과 체중감량을 원하는 사람 모두에게 풀 먹인 소고기를 권하며 이렇게 말한다.

"저는 자신 있게 환자들에게 말할 수 있습니다. 스테이크를 먹으려면 풀 먹인 소고기가 더 건강하다고 말입니다. 옥수수를 먹인 소에서는 건강한 스테이크를 얻을 수 없습니다. 살을 빼려는 사람에게 고기는 아주 좋은 단백질원입니다. 풀 먹인 소고기는 단백질이 풍부하기 때문에 높은 포만감을 주게 됩니다. 포만감을 느끼느냐의 여부는 식단에서 아주 중요합니다. 포만감이 느껴지지 않으면, 뇌에서 계속 먹으라고 신호를 보낼 거고, 그럼 환자들은 더 먹게 되는 거죠. 풀 먹인 고기를 먹게 되면 그런 일은 거의 생기지 않을 겁니다."

소고기를 먹고 새 생명을 얻은 사나이

시한부 판정을 받았던 스탠리 피시맨은 풀 먹인 소고기를 먹으면서 건강을 회복한 극적인 경험을 갖고 있다. 풀 먹인 소고기를 먹기 시작한 지 4년, 새 인생을 시작하고 있는 스탠리 피시맨을 샌프란시스코 근교에 위치한 그의 집에서 만났다.

그는 어렸을 때부터 건강에 문제가 많았다. 가장 심하게 문제가 됐던 것은 천식이었지만 피부병, 우울증 같은 질병도 있었다. 그는 한 번도 건강했던 적이 없었다. 그러던 중 1998년에 업무 중 사고로 화학물질에 두 차례 노출됐다. 피해 증상이 너무 심각해서 병원에 입원했다. 의사들은 예후가 좋지 않다고 했다. 폐에 영구적인 손상을 입어 일시적으로 진통제를 주는 것 외에는 따로 해줄 수 있는 것이 없다는 것이었다. 그마저도 일정 기간 후에는 더 이상 줄 수 없다고 했다. 사실상 시한부 선고를 받은 것이다.

"그 사망선고를 그냥 받아들인다면 몇 년 내에 죽을 수도 있다고 생각했습니다. 하지만 그렇게 되도록 두기엔 저는 제 인생과 가족을 너무나 많이 사랑했습니다."

그래서 그는 다른 방법을 찾기 시작했다. 이런저런 여러 방법들을 시도해 보다가 마침내 웨스턴 프라이스 박사의 연구 결과를 접하게 됐다. 프라이스 박사의 연구에 따르면, 전통적인 식단으로 식사를 하는 사람들은 천식을 포함해 많은 현대인들이 앓고 있는 만성질환을 하나도 가지고 있지 않았다. 그래서 그는 최대한 전통식단에 가깝게 먹기로 결심했다. 그가 처음 한 일은 설탕과 가공식품들을 끊고 대신 신선한 재료만으로 식단을 꾸미는 일이었다.

가공식품을 끊자 많은 것이 나아지기 시작했다. 아무 냄새도 맡지 못했던 후각이 되살아났고 또 청력도 좋아졌다. 하지만 여전히 호흡은 힘들었다. 천식은 호전되지 않았고 그로 인해 여전히 생활에 제약이 많았다. 계단을 오를 수도 없었고 생일날 촛불을 불어 끄기도 힘들었다. 계속해서 문헌 조사를 하면서 '고기를 먹어야 기운이 난다'는 독일 속담처럼 고기가 손상된 신체를 재생시킨 경우를 접하게 되었다. 전통방식을 고수하는 고립 원주민들의 경우 치료의 목적으로 고기를 먹여 좋은 결과를 얻기도 한다는 것을 알게 되었다.

"저는 항상 고기를 먹어왔지만 별로 건강에 도움이 되는 것 같다고 느낀 적은 없었는데 조사를 더 많이 하고 나서, 그 사람들이 먹은 고기는 풀 먹인 고기로 제가 그때까지 먹던 고기와 전혀 다르다는 것을 알았습니다."

그래서 풀 먹인 고기를 먹어보기로 결정했다. 면역체계의 안정과 폐 조직 재생 등 그가 원하는 효과가 나타날 수 있을까? 그런데 기적 같은 일이 벌어졌다. 풀 먹인 고기를 먹기 시작하자 모든 것이 좋아졌다. 호흡이 편해져 계단도 올라갈 수 있게 됐고 촛불도 모두 끌 수 있게 됐다. 현재 그는 더 이상 호흡에 아무 문제가 없다.

"체중 증가 같은 부작용은 없나요?"

"아뇨, 오히려 체중이 조금씩 줄고 있습니다."

풀 먹인 소고기를 먹은 후 체중도 조금씩 감소하고 있다. 한 달에 1

파운드 정도(약 0.45kg)씩 꾸준한 효과를 보이고 있다. 전에는 입지 못하던 옷들도 이제는 입을 수 있다.

"유일한 부작용이라고는 기운이 늘어난 것, 아침에 기분 좋게 일어난다는 것 정도입니다."

그가 환하게 웃으며 말했다. 그는 어렸을 때부터 한 번도 상쾌한 아침을 맞아본 적이 없었다. 그리고 이제는 일을 해도 괜찮다. 하루에 16~18시간 일할 때도 있다. 좋은 아이디어가 떠올라 일의 흐름을 끊고 싶지 않을 때는 가끔 그렇게 한다. 지금 그는 그 어떤 불편함, 통증, 질병도 없다.

요리전문가가 된 천식 환자

"두 종류의 소고기를 비교해 드리겠습니다. 이 고기는 미국에서 보통 먹는 소고기인 곡물사육 소고기입니다. 그리고 이 고기는 전통적으로 인류가 오랫동안 먹어 온 100% 풀만 먹은 소의 고기입니다. 극명한 색과 질감의 차이를 보실 수 있을 겁니다."

스탠리 피시맨의 앞에는 두 덩이의 소고기가 놓여 있었다. 검붉고 약간 어두운 색을 띠는 것과, 선홍색의 밝은 색을 띠는 것. 둘은 서로 다른 소에서 잘라낸 같은 부위의 고기이다. 검붉고 어두운 색깔의 고기는 풀을 먹인 소고기이고, 선홍색은 곡물사육 소고기이다. 옥수수를 먹인 쪽은 고기의 결을 따라 흰색 마블링이 두드러졌다. 결을 따라 길게 박힌 마블링은 옥수수를 먹인 소고기의 특징이다.

"이쪽은 여름에는 신선한 초원의 풀을 먹고 겨울에는 건초를 먹은 고기이고, 이쪽은 옥수수, 콩 등을 먹은 고기입니다. 옥수수와 콩은 유전자 변형 작물일 수도 있고, 성장 촉진을 돕는 화학약품을 함께 먹였을 수도 있습니다."

두 종류의 고기는 맛, 조리법, 그리고 신체 영향에 있어서 크게 다르다. 둘은 사실상 전혀 다른 고기이다. 그런데 풀 먹인 소고기는 처음엔 뻣뻣해서 먹을 수가 없었다. 육즙이 다 빠져나가서 맛도 없었다. 그는 처음 풀 먹인 소고기를 사와서 요리했을 때의 황당함을 잊지 못한다.

"굉장히 먹음직스러운 고기를 샀지만 제대로 조리하지 못해 요리를 망쳤습니다. 너무 질겨서 창문 밖으로 던졌다면 아마 바위를 깼을 겁니다."

그러다가 그때까지 그가 알고 있던 고기 조리법으로는 풀 먹인 소고기를 제대로 조리할 수 없다는 것을 깨달았다. 처음엔 요리책을 사면 되니까 별 문제가 아니라고 생각했다. 하지만 어떤 요리책에도 풀 먹인 소고기를 따로 구별하고 있지 않았다. 풀 먹인 소고기를 파는 사람들이 조리법에 대해 말해 주긴 했지만 너무 많이 굽지 말고 좀 질겨도 참고 먹어야 한다는 매우 애매한 설명에 그쳤다. 그들이 말해 준 대로 요리했지만 여전히 결과는 실패였다. 하지만 그는 건강을 위해 풀만 먹인 소고기를 꼭 먹고자 했다.

"역사적으로 봤을 때 인류가 오랫동안 먹어온 고기는 풀 먹인 고기인데 저는 다른 고기를 먹고 있었으니까요."

그래서 결국 그는 자료 조사를 잘하는 장점을 살려 예전에는 사람들이 고기를 어떻게 조리했는지에 대해 리서치하기로 했다. 예전 사람들은 풀 먹인 고기를 맛있게 조리하는 법을 분명 알고 있었을 터였다. 그래서 19세기 이전의 요리책들을 찾아보기 시작했지만 큰 도움이 되지 않았다. 어떤 재료가 들어가는지에 대해 자세히 설명하고 나서 다 익을 때까지 조리하라는 것이 전부였다. 결정적인 정보가 생략된 것이다.

"모든 사람들이 그 고기를 조리할 줄 알았기 때문에 굳이 조리법을 설명할 필요가 없었던 거죠."

결국 그는 오래된 요리책들을 더 사 모으고 옛날 소설까지 뒤져서 각 책마다 나오는 요리법을 퍼즐처럼 맞춰 완성된 조리법을 만들기 시작했다. 그리고 여러 가지 방법들을 시도하면서 예전 사람들은 현재 미국인들보다 훨씬 약한 불로 조리를 했다는 사실을 깨달았다. 예를 들어 옛날 조리법에서 말하는 센 불은 오늘날 우리가 말하는 중불 정도인데 예전에 쓰던 가스레인지는 현재처럼 센 불을 지필 정도로 성능이 좋지 못했기 때문이다. 그 외에도 다른 여러 가지 조리 비법을 알아냈다. 예전 유럽에서는 고기를 조리하기 전에 항상 기름에 먼저 재웠다는 사실을 발견했다. 대부분의 경우 이 기름은 올리브유였다.

"그러고 나서 고기를 조리했더니 연하고 맛있는 것이 제가 그때까지 먹었던 음식 중 최고였습니다."

풀을 먹인 소고기는 일반적인 소고기보다 더 낮은 온도에서 더 빨리 요리해야 하고 서서히 불 온도를 낮추는 게 키포인트였다. 풀을 먹인 소고기를 먹을 만한 요리로 만들기까지 1년 정도가 걸렸다. 그는 경험을 책으로 썼고 두 번째 요리책을 준비 중이다.

방목한 소고기가 더 부드럽다

스탠리는 제대로 된 조리법을 쓰면 방목한 소고기도 굉장히 연하다는 것을 증명해 보였다. 스탠리가 촬영팀을 위해 선정한 요리 메뉴는 한국식 불고기였다. 두 고기의 차이는 요리할 때 더 크게 드러났다. 불을 지피자 옥수수 먹인 소고기 쪽은 물이 많이 나왔고 익으면서 크기가 줄었다. 처음엔 같은 양이었는데 요리해 놓자 풀 먹인 소고기 쪽의 양이 더 많았다. 방목한 소고기는 옥수수를 먹인 소고기와 같은 방식으로 요리하면 질겨진다. 스탠리는 그 이유를 수분 함유량이 다르기 때문이라고 설명했다. 옥수수를 먹은 소고기는 수분이 많기 때문에 높은 온도에서 요리해야 하지만, 풀을 먹인 소고기는 수분이 적어서 낮은 온도에서 빠르게 익혀야 한다. 조리할 때 물이 많이 나오면 맛을 내는 데 불리하다. 조리 시간을 물을 처리하는 데 쓰기보다는 고기와 지방과 양념들이 잘 어우러지도록 조리해서 풍미를 내는 데 쓰는 것이 좋기 때문이다.

요리가 완성되었고 우리는 스탠리가 요리해 준 불고기를 맛보았다. 옥수수 소고기 쪽은 기름기가 더 많으면서도 훨씬 퍽퍽했다. 풀 먹인 소고기는 기름기는 적으면서 잡내가 없었다. 옥수수 소고기 쪽은 힘줄 같은 게 씹히는 것에 비해 풀 먹인 소고기 육질은 고르고 깔끔했다. 힘줄처럼 씹히는 것은 사실 핏줄이었다. 핏줄에 기름이 껴 힘줄처럼 느껴지는 것이라고 했다. 군이 의학용어로 표현하자면 동맥경화다.

우리는 한 가지 요리를 더 부탁했다. 그는 프라임 립 구이를 만들어 주었다. 풀 먹인 소의 프라임 립은 한마디로 부드럽고 깔끔했다. 너무 부드러워서 방목한 소는 질기다는 고정관념을 깨끗하게 날려주기에 충분했고 잡냄새 없이 깔끔한 맛은 가히 일품이었다.

스탠리는 방목한 소고기의 맛이 차이가 나는 것은 오메가-3 때문이라고 믿고 있었다. 풀을 먹인 소의 마블링은 보일 듯 말 듯한 가는 선으로 되어 있었다.

"풀 먹인 소의 지방은 조리할 때 고기 속으로 바로 녹아들어가 육즙이 살아 있는 맛있는 고기로 만들어 줍니다. 반대로 옥수수를 먹인 고기에서 보이는 두꺼운 지방은 녹지 않고 조리가 끝난 후에도 계속 남아 있는 경우가 많습니다."

오메가-3 지방산은 오메가-6보다 더 잘 녹는다. 옥수수를 먹인 고기는 20:1 정도로 오메가-6가 많다. 풀을 먹인 소고기는 오메가-6 대 오메가3 비율이 1:1에서 4:1 정도를 유지한다. 현대의 영양학자들은 가장 이상적인 오메가-6 대 오메가-3의 섭취비율을 1:1에서 4:1까지로 잡고 있다. 두 비율이 정확히 일치하는 것은 우연이 아니다.

스탠리의 질병을 치유한 것은 소고기의 무엇일까?

스탠리는 소고기를 먹고 천식에서 해방되었다고 말하는 그 기간 동안 다른 의약품을 전혀 복용하지 않았다. 풀 먹인 소고기를 먹는 이외에 아무런 노력을 하지 않아도 조금씩 체중이 빠지고 있다. 풀 먹인 소고기의 어떤 성분이 도움이 되었을까? 그는 이렇게 대답했다.

"풀 먹인 고기에 오메가-3, CLA, 비타민A, 비타민E 같은 영양소가 더 많이 함유되어 있다는 연구 결과가 있지만 그것이 전부는 아니라고 생각합니다. 과학은 아직까지 사람의 신체가 어떤 영양소를 필요로 하는지 완벽하게 알지 못합니다. 제 생각은 인류가 수만 년 동안 같은 종류의 음식을 먹으면서 인체가 그 음식에 적응했다는 것입니다."

풀 먹인 고기에는 영양학적으로 알려진 성분도 있고 알려지지 않은 성분도 있다. 하지만 이 모든 성분들을 가장 효과적으로 쓰는 방법을 우리 몸은 잘 알고 있다. 풀 먹인 소고기는 우리 인체가 오래 전부터 적응해 온 고기이며 옥수수를 먹인 소고기는 그렇지 않다. 산업화된 먹거리는 음식의 화학적 성질을 변화시켰고, 우리 몸은 아직 그런 종류의 물질을 받아들이도록 진화하지 않았다.

나사(NASA)가 인공식품을 포기한 이유는?

스탠리는 30년 고질의 천식을 치유한 힘이 소고기 속에 들어 있었다는 것을 확신한다. 하지만 소고기 속에서 특정성분을 가려내 '이것'이 천식을 치료했다고 단언하는 것은 음식을 대하는 바른 태도가 아니라고 말한다. 음식을 그 속에 포함된 각각의 하위 성분들로 치환하여 각 성분들의 합으로 이해하려는 환원주의적 사고는 서구식 식단의 위기를 초래한 한 가지 원인이었다.

오랫동안 인공식품을 연구해 온 세계에서 가장 유명한 연구소가 마침내 인공 영양식을 포기하고 신선식품으로 방향 전환을 하고 있다. 그 연구소는 미 항공우주국NASA이다. 1960년대의 나사 과학자들은 인공식품이나 천연식품이나 인체에는 차이가 없다고 믿었다. 그러나 현재 나사는 튜브에 넣는 완벽한 우주식을 만든다는 것은 불가능하며 자연이 더 낫다는 태도를 취하고 있다.

우주식은 40년간의 우주개발 역사와 함께 먼 길을 걸어왔다. 초기에 우주인들은 큐브(네모난 고형식)와 튜브(치약처럼 짜먹는 유동식)를 먹었다. 하지만 오늘날 우주왕복선과 우주정거장에서 먹는 음식은 일반 여객기 기내식과 유사하다. 우주인들은 신선한 채소와 과일을 최대한 많이 가져간다. 발사 직전 토마토, 사과, 당근, 샐러리 등의 채소류를 비롯해 토틸라, 식빵, 롤 등이 왕복선에 실린다. 식품저장고는 주변의 전자장비들 때문에 온도가 30도 가까이 올라가므로 신선식품은 일주일 안에 다 먹어야 한다. 신선식품이 떨어지면 가공식품을 먹기 시작한다.

우주왕복선보다 긴 임무를 수행하는 우주정거장ISS에서는 신선한 채소와 과일을 오랫동안 먹지 못한다. ISS 근무자들에게는 우주왕복선이나 러시아의 무인 보급선을 통해 신선식품이 보급되는 일이 무엇보다 반가운 일이다. 우주비행사 페기 휘슨은 우주에서 수 개월을 보낸 후 토마토를 처음 맛보았을 때 이렇게 말했다.

"과일과 토마토를 보니 꿈을 꾸는 것 같았습니다. 토마토가 그렇게 싱그럽고 사과가 그렇게 달게 느껴진 적은 없었죠."

ISS에서 6개월 반을 근무한 우주비행사 댄 버쉬는 신선한 과일의 맛뿐 아니라 식물의 냄새가 몹시 그리웠다고 말한다. 그는 냄새를 맡기 위해 실험중인 식물육종 상자를 자주 열곤 했다. 현재 나사는 우주에서 직접 채소를 길러 먹는 방법을 연구 중이다. 이제 나사 연구원 중에서 가공식품이 신선식품을 대신할 수 있다고 믿는 사람은 더 이상 없는 듯하다.

환원주의 영양학의 한계

미국의 저명한 물리학자 필립 앤더슨은 '모든 것을 간단한 기본법칙으로 환원reduction할 수 있는 능력이 그 법칙들로부터 시작해서 우주를 재구성할 수 있는 능력을 의미하지는 않는다'라고 꼬집으며 환원주의를 비판했다. 아무리 복잡한 것이라 하더라도 그것을 잘게 분해함으로써 기본적인 단순성에 도달할 수 있다는 믿음에 기초한 환원론은 근대과학을 이끌어 온 기본전략이다. 환원주의가 의학과 약학의 눈부신 발전을 이끈 원동력이었음을 부인하기는 어렵다. 그러나 한편 환원주의가 식품산업과 손잡고 음식의 질을 심하게 훼손한 것에 대해서는 비난을 면하기 어렵다.

환원주의의 한계를 잘 보여주는 예가 비타민 이야기다. '비타민은 영양소, 효소, 코엔자임, 항산화물과 미량 미네랄들이 함께 만들어 내는 일련의 과정이다.' 1956년, 자연 비타민 연구계의 선구자였던 로열 리 박사는 저서 〈비타민이란 무엇인가〉에서 비타민을 이렇게 정의했다. 비타민은 하나의 독립된 분자 화합물이 아니라 생물학적 복합물이다. 비타민은 여러 가지 변수에 의존하는 다단계의 생화학적 상호작용이다. 비타민 활동은 그런 환경에서 모든 조건이 맞고 모든 요소들이 존재할 때 일어난다.

비타민이 아스코르브산 같은 개별적인 합성 약품 형태로 분리되면, 이 정제 화합물은 몸에서 약물로 기능한다. 그러므로 아스코르브산은 비타민C가 아니며 알파 토코페롤이 비타민E로 불려서는 안 된다는 것이 로열 리 박사의 주장이다. 리 박사는 비타민을 비롯한 영양분들이 상업적 도정으로 인해 밀가루와 쌀에서 제거되고 있음을 안타깝게 여겼다. 그는 이것을 당시 의학계의 뜨거운 주제였던 심장질환의 증가 문제와 관련 있을 것으로 의심했다. 같은 시기 비타민이 약품으로 표준화되었다. 식품 제조업계는 밀가루 등에 합성 비타민을 첨가하여 도정으로 제거된 영양분을 '강화'했다. 리 박사는 이런 비타민 강화식품을 기만적 제품이라고 잡지와 신문에 광고했다. 그는 식품업계와 제약회사의 공동의 적이 되었다. 미국 식품의약국FDA은 권력과 예산을 사용해 리 박사를 협잡꾼으로 몰아갔다. FDA는 그의 주장이 산업을 위협한다며 비난했고 법원은 그의 20년간의 연구 결과를 모두 불태우라는 명령을 내렸다. 분서갱유라 할 사건이 20세기에 실제로 일어났다는 것은 믿기 힘들지만 사실이다. 그가 래리 플린트(성인잡지 '허슬러'의 출판자)보다 더 위험했던 것일까? 그는 단지 비타민과 미네랄이 훼손되지 않고 고스란히 포함된 비가공 자연식품을 옹호했을 뿐이었다.

   비타민을 이해하려면 먼저 비타민과 비타민 활동의 차이를 아는 것이 중요하다. 비타민은 아스코르브산을 포함한 여러 가지 물질로 구성된 생화학적 복합물이다. 비타민 활동이란 비타민이 작동한 결과로 발생한 세포 내의 생물학적 변화이다. 아스코르브산은 단지 비타민C에서 항산화 기능을 맡고 있는 외부 포장재일 뿐이다. 아스코르브산은 비타민의 핵심 성분들이 산화되거나 분해되는 것을 방지하는 역할을 한다. 거의 모든 의학 자료를 보면 비타민C를 아스코르브산과 동일시한다. 그러나 비타민C에는 아스코르브산 이외에도 루틴, 바이오플라보노이드, 티로시나아제 등이 포함된다. 또한 미네랄이 적당한 양으로 함께 이용될 수 있어야 한다. 만약 이들 중 어느 한 가지라도 빠지면 비타민 활동은 없다. 이들 중 몇 가지만이 주어지는 상황이라면 몸은 비타민 활동을 위해 몸의 저장분으로부터 부족분을 채워 넣을 것이다.

옥수수로 만든 비타민은 비타민이 아니다

　미국에서 생산되는 90% 이상의 아스코르브산은 다국적 제약회사인 호프만 라로쉬 소유의 뉴저지 주 너틀리 공장에서 제조된다. 원료는 옥수수전분과 아세톤이다. 대부분의 비타민 회사들은 너틀리에서 아스코르브산을 벌크로 사간다. 그 다음은 마케팅이 맡는다. 각각의 회사들은 자사 상표를 달고 자기만의 배합 비율을 강조하며, 다른 비타민C보다 우리 것이 더 낫다고 주장한다. 이들 합성 비타민 제품은 사실상 같은 것으로 진짜 비타민C도 아니다. 미국인은 해마다 90억 달러가 넘는 돈을 합성 비타민을 구입하는 데 쓴다.

　약국에서 파는 비타민 알약은 생명체의 일부분이었던 적이 없다. 그냥 옥수수전분으로부터 합성된 인공물질일 뿐이다. 우리의 몸에 그것은 단지 '약품'일 뿐이다. 합성 비타민은 과다 복용하면 독성이 있고 때로는 백혈구 수를 증가시키기도 한다. 자연식품의 비타민C는 독성이 없으며 면역반응을 촉발하지도 않는다.

　괴혈병은 비타민C 결핍으로 생기는 병이다. 전형적인 증상은 잇몸 출혈, 상처회복 지연, 구강 및 소화기 궤양, 체중 감소, 피로 등이다. 1650년부터 1850년까지 대서양을 건너는 장거리 선원들의 절반이 이 괴혈병으로 죽었다. 1800년대의 선박 의사 토머스 린드는 단지 과일이 많이 포함된 식사만으로 모든 선원들이 간단히 괴혈병의 위험에서 벗어날 수 있었음을 보고했다. 과일 중에서 라임이 장거리 수송에 적합했으므로 라임이 많이 선택되었다. 영국인을 경멸 투로 부르는 라

이미 limey라는 단어는 여기서 나왔다. 나중에 감자도 괴혈병을 예방하는 데 효과가 있다는 것이 발견되었다. 감자는 라임보다 훨씬 저렴했다.

감자 하나에는 20밀리그램 정도의 아스코르브산이 들어 있다. 하루 감자 하나면 괴혈병을 예방하거나 치료하는 데 충분했다. 상당히 진행된 괴혈병이라 하더라도 쉽게 치료되었다. 그러나 합성 아스코르브산은 괴혈병을 치료하는 데 충분치 않다. 비타민C의 발견자이며 노벨상 수상자인 헝가리의 생화학자 알베르트 스젠트 기요르기 박사도 이것을 알고 있었다. 스젠트 기요르기 박사는 1937년에 비타민C를 발견했다. 음식물에서 추출한 '순수하지 않은' 비타민C로는 쉽게 괴혈병이 치료가 되었는데 여러 시도에도 불구하고 순수 아스코르브산만으로는 괴혈병을 치료할 수 없었다. 스젠트 기요르기 박사는 비타민 활동이 일어나려면 다른 요소가 필요하다는 것을 깨달았다. 실험실로 돌아간 그는 비타민C의 다른 멤버인 루틴을 발견했다.

비타민C는 아스코르브산과 루틴뿐 아니라 다양한 식물 색소 그리고 여러 종류의 미네랄이 복합되어 기능적으로 분리될 수 없다. 예를 들어 비타민C의 활동에는 구리가 필수적이다. 아스코르브산은 과일과 채소에 들어 있는 수많은 파이토케미컬(식물을 활성화하는 물질)과 함께 있어야 비로소 그 효과를 낸다. 이것이 인공식품이 천연식품을 모방하지 못하는 이유이며 NASA가 인공식품을 포기한 배경이다.

풀의 결핍

나의 아버지는 사과 과수원을 운영하셨다. 나는 과수원의 소출을 늘리기 위해 부친이 사용한 비료가 점차 바뀌었던 것을 기억한다. 부친은 비료가 바뀔 때마다 왜 이 비료가 전의 것보다 더 좋은지 자세하게 설명해 주시곤 했다.

대학에서 임학을 전공하신 아버지는 처음에는 질소, 인산, 칼슘의 세 가지 비료를 골고루 시비하는 것이 사과나무를 위한 최상의 선택이라고 믿으셨다. 하지만 아버지는 곧 그 믿음을 수정하여 내가 중학교 2학년 되던 해에는 유기질 비료라는 것을 도입했다. 질소, 인산, 칼슘의 3대 요소만으로는 부족하며 식물에게는 다양한 유기물질이 필요하다는 것이 그 이유였다. 그리고 몇 해 후엔 유기질 비료 대신 특별한 무기질 비료가 창고를 차지했다. 물에 풀어 엽면시비(비료나 농약을 물에 타 잎에 뿌리는 일.)하는 맥반석 돌가루였다. 맥반석에는 철과 아연, 구리, 망간 등 미네랄이 풍부하게 들어 있어서 식물의 성장에 필수라는 것이다.

아버지가 맨 마지막에 도입했던 비료는 미생물이었다. 토양 미생물이야말로 식물 성장의 필수요소인데 농약과 화학비료로 인해 죽어나간 미생물을 돌려주기 위해 균주를 배양해 땅에 뿌리는 일이 무엇보다 중요하다는 것이었다.

우리의 가족농장을 거쳐간 다양한 비료들의 뛰어난 이론적 배경에도 불구하고 과수원의 소출은 별 변화가 없었다. 내가 대학교에 진학할 무렵에는 아버지가 평소 바이블처럼 여기던 임학과 이론서에 '자연 치유율 90%'라고 되어 있던 흔한 과수 질병으로 나무들이 하나둘 말라죽기 시작했다. 사과나무들의 수령이 20년이 되던 해에 과수원의 절반은 채소밭이 되었고, 자식들이 모두 결혼하여 서울에 살게 된 후 부모님은 이름뿐이던 과수원을 팔고 시내로 이사를 가셨다.

나는 아버지가 그토록 공들여 갖고자 했던 좋은 흙이란 비료의 성분으로 충족될 수 있는 물질들의 조합이 아니라는 것을 알게 되었다. 좋은 흙은 미네랄과 유기물이 풀과 나무와 미생물과 어울려 만들어 낸 소우주다. 나는 그것을 깨닫던 순간을 생생하게 기억한다.

2009년 NHK에서 제작한 특집 프로그램에서 1년을 두어도 썩지 않는 신기한 사과에 관한 이야기가 나왔다. 한 일본 농부가 10년의 집념으로 이루어 낸 사과 과수원의 부드러운 검은 색 부식토를 화면에서 보는 순간 나는 예전 우리 과수원의 붉은 흙을 떠올렸다. 깊은 산 원시림에서나 볼 수 있는 검은 부식토. 10년간 자연상태로 방치한 과수원. 거기서 풀이 자라고 썩기를 반복하면서 흙이 살아난 것이다. 정답은 '풀'이었다.

일본 과수원의 무성한 '풀'은 토종닭농장에서 닭에게 주던 '풀'을 연상시켰다. 흙을 비옥하게 한 것도 '풀'이고, 알레르기를 일으키지 않는 신기한 계란을 만든 것도 '풀'이었다. 옥수수사료에 의한 오메가-3 부족도 결국 '풀'의 결핍이 초래한 먹이사슬의 문제였다. 우리는 스스로에게는 채식을 권하면서도 풀이 주식인 가축들에게서는 풀을 빼앗는 우를 범했다. 아스코르브산이 비타민이 아닌 것처럼 옥수수를 먹인 소고기는 고기가 아니다. 부분은 전체가 될 수 없다.

슈미트 박사의 당뇨 실험과 CLA

비만인 사람들에게 풀을 먹여 키운 고기와 유제품을 공급하여 다이어트 효과를 증명한 지 2년 뒤 프랑스의 슈미트 박사팀은 비슷한 실험을 하나 더 진행하기로 했다. 이번에는 당뇨 환자들이 대상이었다. 당분을 먹으면 췌장이 인슐린이라 불리는 호르몬을 생성한다. 인슐린은 당분이 세포로 들어가 연소되어 에너지를 만들도록 한다. 성인들에게 나타나는 2형 당뇨의 경우에는 몸에 인슐린이 존재하지만 제대로 역할을 못하는 것이다. 인슐린은 자물쇠 안에 들어가야 하는 열쇠인데, 이 자물쇠가 잘 움직이지 않아서 열쇠가 그 안으로 들어가려고 안간힘을 쓰는 상황이다. 몸은 열쇠를 점점 더 많이 만들어 내고 여전히 자물쇠는 열리지 않는다. 당뇨는 인슐린은 많지만 그 인슐린의 효과가 없는 상태이다. 이 상태를 인슐린 저항이라고 부른다.

"어떤 효과가 있기 위해서 인슐린이 많이 필요하다면 그건 강한 인슐린 저항성이 있는 겁니다. 당뇨가 있는 거죠. 아주 적은 인슐린으로도 효과가 있고 잘 된다면 당뇨가 아닌 겁니다. 그래서 우리는 오메가-3가 있는 식품을 섭취하는 사람들의 인슐린 저항성을 측정하고 싶었던 겁니다."

　슈미트 박사는 120명의 실험 대상을 세 그룹으로 나눴다. 첫 번째 그룹은 대조군으로서 도시에서 구입할 수 있는 일반적인 축산식품을 먹었다. 두 번째 그룹은 풀과 아마씨를 먹여서 키운 피에르 베일 박사의 축산식품을 먹었다. 하지만 소에서 나온 식품들은 모두 제외시켰다. 세 번째 그룹은 유제품이 포함된 피에르 베일 박사의 제품을 먹었다. 우유와 유제품과 소고기가 추가로 포함되었다.

　첫 번째 그룹에서는 피실험자들의 당뇨가 개선되지 않았고, 두 번째 그룹에서는 아주 약간의 개선이 있었지만 충분하지는 않았다. 하지만 세 번째 그룹에서는 아주 확실한 개선이 나타났다. 피실험자들이 자신의 인슐린을 다시 효과적이게 만든 것이다.

　슈미트 박사는 풀을 먹인 소의 어떤 성분이 피실험자들의 인슐린 저항을 개선시켰다고 했다. '소가 오메가-3 지방산이 풍부한 먹이를 먹으면 CLA conjugated linoleic acid (공액리놀레산)라고 불리는 특수한 지방을 만들어 내는데, 이 CLA가 인슐린의 효력에 주요한 역할을 했던 것으로 보입니다'라고 그는 말했다. 당뇨의 균형을 관장하는 유전자가 CLA로 인해 나타날 수 있게 된다는 것이다.

　"한 환자의 예를 들면, 실험 전에 공복혈당이 400mg/dl 정도였는데(정상 수치는 100mg/dl) 실험을 하는 동안 100mg/dl으로 수치가 낮아졌습니다. 실험이 끝난 뒤에 다시 400mg/dl으로 올라갔고요. 이것은 CLA가 풍부해진 유제품을 먹는 것으로 당뇨를 상당히 개선시킬 수 있다는 걸 증명합니다."

CLA는 오메가-3와 비슷한 불포화지방산의 일종이다. 옥수수를 먹인 소에는 CLA가 조금밖에 들어 있지 않다. 그러나 풀을 먹여 키운 소고기와 우유에는 CLA를 비롯해 약 50여 종의 다양한 지방산이 들어 있다. 우리는 아직 이 성분들의 역할을 다 알지 못한다. 분명한 것은 당뇨가 호전된 실험군이 먹은 것은 CLA가 아니라 CLA가 포함된 소고기였다.

로밀크 신드롬

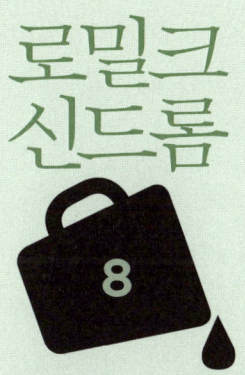

로밀크에 대한 소문이 온라인을 달구면서 로밀크에 대한 관심이 증폭되고 있지만 로밀크를 먹을 수 있는 사람은 아직은 극소수뿐이다. 대부분의 국가에서 로밀크를 상품으로 유통하는 걸 허용하지 않는다. 우유를 살균하지 않고는 상표를 붙일 수도 없고 매대에 올릴 수도 없다. 미국의 경우 캘리포니아를 포함한 몇몇 주에서만 예외적으로 로밀크의 판매가 허용되고 있다.

우유 먹고 알레르기를 고쳤어요

캘리포니아의 작은 도시 프레스노는 겉보기에는 극히 평범한 도시지만 매주 토요일 이 도시의 여러 곳에서 열리는 농산물 직거래 장터에 가보면 프레스노 사람들은 다른 미국인들에 비해 특별한 혜택을 누리고 있음을 알게 된다. 20여 년 전 이 지역의 한 농부가 유기농으로 가꾼 채소들을 도심의 주차장에 가지고 나와 팔기 시작하면서 이 지역에는 유기농 농장들의 숫자가 급속도로 증가했다.

프레스노에는 유기농 농부들 사이에서 유명세를 타고 있는 특별한 젖소농장이 있다. 로밀크를 생산하는 OP목장이다. 농장주가 프랑스에 치즈 만드는 법을 배우러 간 관계로 농장 취재는 나중으로 미루고 OP농장에서 생산한 우유를 마시는 사람들부터 만나보았다.

마릴린은 50대 중반의 활달한 여인이었다. 그녀는 꽃가루를 비롯해 많은 종류의 식물 알레르기가 있었다. 그래서 정원 일을 한다는 건 상상도 못했다. 한번 알레르기 발작이 일어나면 재채기와 콧물은 말할 것도 없고 일주일씩 목소리가 나오지 않았다. 그러면 직장도 가지 못하고 약을 먹어야 했다. 그런데 작년, 이 농장에서 생산한 로밀크를 먹기 시작하면서부터 모든 알레르기가 깨끗하게 사라졌다.

"물론 믿지 못하시겠지만요, 제 생활에서 바뀐 것은 로밀크 하나뿐이거든요."

마릴린이 생애 처음으로 심은 토마토 열매를 따 내밀며 말했다. 그녀는 이제 잔디도 깎고 잡초도 뽑고 호미질도 한다. 그리고 남들처럼 정원에 꽃을 심을 수도 있다. 그녀가 꽃을 심은 건 올해가 처음이다. 올봄은 생전 처음으로 알레르기 약을 먹지 않고도 날 수 있었다.

더 놀라운 것은 그녀는 유당불내증이 있어서 어린 시절 이후로는 우유를 먹지 않았다는 사실이다. 18세 이후로는 우유를 먹으면 배가 아파서 우유를 끊었다. 그 대신 콜라를 먹었다. 그런데 작년, 주변의 권유로 로밀크를 먹었을 때 그녀는 우유를 먹고도 배가 아프지 않다는 사실에 감격하지 않을 수 없었다. 그녀는 이내 로밀크에 빠져들었다. 무엇보다 로밀크는 맛이 있었다.

물론 그녀도 처음엔 로밀크를 믿지 않았다. 그리고 망설였다. '로밀크'란 말이 주는 어감도 싫었다. 로밀크란 말은 '날 돼지고기'만큼이나 거북스럽게 느껴졌다. 마릴린은 2년 전에 로밀크를 처음 파머스마켓에서 봤다. 6개월 정도 그 주변을 다닐 때면 로밀크라는 팻말을 보고 기겁을 했다. 그러다가 갑자기 궁금해졌다. 듣기에도 거북한 저 로밀크를 사람들이 왜 사가는 걸까? 그래서 작은 병을 하나 사서 집에 와서 먹어 보았다. 신기하게도 먹고 나서 아무 이상이 없었다. 그 이후로 계속 먹었다. 그런데 로밀크를 마신 후 모든 알레르기 증상이 사라지자 그녀는 로밀크의 열정적인 팬이 되었다. 로밀크를 먹기 시작하면서 살도 좀 빠졌다. 그녀는 매일 서너 잔의 로밀크를 마신다.

토요일 아침, 우유를 가득 실은 OP목장의 흰색 밴이 프레스노 시내의 대형 쇼핑센터 주차장 한쪽에 자리를 잡았다. 사람들이 하나둘 이 밴에서 우유를 사간다. 2리터들이 큰 통으로 4-5개씩, 일주일치를 사가는 단골들이다. 12시까지 밴에 실린 3천 갤런의 우유를 모두 팔아

치운다. 이 목장의 우유를 한번 먹어본 사람들은 다른 우유는 도저히 못 먹는다고 한다. 그래서 손님들은 대부분 단골이다.

정오가 조금 지나 파머스마켓이 문을 닫을 무렵, 나는 2리터들이 로밀크를 한 병 샀다. 풀만을 먹여 키운 소의 젖을 아무런 처리도 하지 않고 그냥 병에 받은 우유, 이것이 로밀크다. 슈퍼에서 파는 우유는 가열 살균처리를 하고 균질화 과정을 거쳐 만들어진 일종의 가공식품이다. 살균처리를 하지 않았다는 것과 로밀크란 말이 주는 어감 때문에 나 역시 한참을 망설이다가 한 모금 먹어보았다. 그런데 예상과는 전혀 다른 맛이 났다. 아니 아무런 맛도 없었다고 하는 게 더 정확한 표현일 것이다. 우유 특유의 비릿한 냄새도, 고소함도, 단맛도 없었다. 그냥 선선한 그 무엇이었다. 약간 점성이 있을 뿐, 그 외에는 내가 알고 있는 우유의 그 어떤 맛도 나지 않았다. 나는 이 신선한 액체를 연거푸 들이켰다. 묘하게 기분이 좋아졌다. 행복한 느낌까지 밀려왔다. 맛있는 음식을 먹고 이런 행복감을 느껴본 적이 얼마 만이던가? OP목장의 매대에 쓰여 있던 '해피 카우'라는 말은 판매용 선전문구가 아니었다. 그날 취재를 하는 내내 자동차에 가지고 다니면서 목마를 때마다 계속 마셨다. 그날 나는 1리터의 우유를 마셨다. 그리고 다음 날 나머지 1리터를 다 먹었다. 그러고도 멀쩡했다. 이 우유는 유당불내증이 있는 사람들도 마실 수 있다는 말은 사실이었다. 우유를 반 잔만 마셔도 바로 속이 거북해지는 나로서는 실로 놀라운 경험이었다.

소들에게 풀을 먹도록 해주었을 뿐인데 우유가 이토록 달라진다는 것은 정말 믿기 어려운 일이다. 로밀크를 먹어 본 경험은 우유에 관한 나의 생각을 180도로 바꾸어 놓았다. 나는 우유가 적어도 어른들에게는 백해무익한 음식이라는 개인적인 믿음을 견지하고 있었다. 그런데 그날 먹은 우유는 달랐다. 이것이 우유의 원형이라면? 많은 유목민족들이 짐승의 젖을 주식으로 삼아 살아왔다는 점이 비로소 이해가 되었다. 마릴린은 그녀답게 직선적인 표현을 사용해서 이렇게 말했다.

"슈퍼에서 파는 우유는 독이죠. 로밀크는 음식이고요. 슈퍼마켓의 우유에는 이런 설명이 붙어야 합니다. 원래 소들의 먹이가 아닌 옥수수를 억지로 먹은 탓에 병이 난 소들의 젖!"

오메가-6의 과잉이 알레르기 질환과 관련이 있다는 보고들이 있다. 마릴린 역시 오메가-6가 지나치게 많은 음식들을 먹어왔을 것이다. 로밀크가 그녀의 지방산 균형에 어느 정도 기여했음이 분명하지만 과연 오메가 지방산 때문에 그녀의 알레르기가 치유되었을까? 로밀크에는 풀에서 온 오메가-3 이상의 그 무엇이 있어 보였다.

암을 이기는 우유

프레스노에 사는 로젠탈 씨 가족도 로밀크 애용자이다. 로젠탈 씨 가족이 로밀크를 처음 접한 것은 아버지인 켈리 로젠탈 씨가 백혈병 진단을 받고 입원하면서부터였다. 입원 치료에도 불구하고 켈리의 병세는 호전되지 않았고 면역기능이 저하되어 곰팡이균에 감염되었다.

가족의 삶은 급변했다. 아내 가브리엘라는 무엇이든 손에 잡히는 대로 의지하지 않을 수 없었다. 그때 친구가 영약학 서적 한 권을 추천해 줬는데 그 책에 로밀크에 관한 내용이 담겨 있었다.

처음에는 먹기가 좀 꺼려졌다. 살균하지 않았으므로 안전성에 대해서도 확신이 없었다. 당시 미국을 떠들썩하게 만들었던 O157 대장균 문제도 마음에 걸렸다. 하지만 그녀는 물불 가릴 계제가 아니었다. 가브리엘라는 자신이 먼저 로밀크를 마셔보기로 했다. 로밀크의 안전성에 문제가 없다는 점을 확인한 후 그녀는 남편에게 로밀크를 마시게 했다.

"로밀크는 너무 훌륭했죠. 덕분에 남편이 항암치료를 견딜 만한 체력을 갖추게 됐고 항암치료의 부작용이 로밀크를 먹으면서 완화됐습니다. 로밀크에 대해 알게 되면 알게 될수록 마치 보물과도 같다는 생각이 들더군요."

그녀의 차분하고 확신에 찬 어조는 듣는 사람에게 깊은 신뢰감을 주었다.

켈리는 백혈병을 앓게 되면서 위장이 약해지고 구역질이 났다. 그래서 다른 먹거리들은 소화시킬 수 없었는데 유독 로밀크만은 소화시킬 수 있었다.

"뭐랄까, 위장을 진정시켜 주는 느낌이랄까요, 위의 산성을 진정시켜 주는 느낌이 들었죠. 그리고 건강에 좋은 것을 먹었다는 걸 바로 느꼈습니다."

켈리는 로밀크를 처음 마셨을 때의 느낌을 이렇게 표현했다. 방사

선 치료를 받을 때는 그 부작용으로 하루에 15~18시간을 자곤 했다. 일어날 수도 없었고 하루 종일 침대에 누워 있어야 했다. 그때 유일하게 먹을 수 있었던 것이 바로 이 로밀크였고, 하루에 2~4잔씩 마시곤 했다. 이 우유를 먹음으로 해서 그 기간을 견딜 수 있었다.

유제품의 경우, 소가 무엇을 먹느냐에 따라 그 내용물은 확연히 달라진다. 유기농 풀을 먹고 자란 건강한 소는 건강한 젖을 만든다. 옥수수를 먹는 소는 위장에 대장균이 생기게 된다. 대장균이 우유와 고기에 들어가지 않도록 가열 살균하고 균질화 공정을 거치게 된다. 살균과 균질화 과정을 거치면 우유에 들어 있는 좋은 박테리아와 효소도 함께 파괴한다. 결과적으로 우유는 필수성분이 결핍된 상태로 소비자에게 전달된다. 이는 젖소가 의도한 내용물이 아니다. 로밀크는 이런 공정을 거치지 않아서 몸에 이로운 효소와 박테리아가 그대로 살아 있는 우유이다. 살아 있는 효소는 우유를 쉽게 소화하도록 돕고 좋은 박테리아는 위장을 튼튼하게 한다.

암 자체도 매우 심각한 질병이지만 켈리는 곰팡이균에 감염됐었다. 사람을 일주일 안에 죽이기도 하는 모균병이었다.

"정말 빠르고 무서운 병이죠. 폐, 비강, 눈 그리고 뇌경막에까지 그 곰팡이가 퍼졌습니다. 정말 위험한 상태였어요. 그 균이 한쪽 폐 중 절반이 넘는 부위에 퍼져 있었으니까요. 너무 무서웠습니다."

가브리엘라가 당시의 상황을 자세하게 설명했다. 남편은 중환자실에 있었다. 가브리엘라는 남편에게 로밀크를 먹였다. 그러자 바로 효과가 나타나기 시작했다.

"우유가 매일매일 남편을 강하게 해주는 걸 느꼈어요. 저희는 신께서 인간에게 병마와 싸워 이겨낼 능력을 주셨다고 생각합니다. 올바른 영양분만 공급해 준다면요."

켈리의 아이들도 로밀크를 좋아한다. 아이들이 너무 빨리 마셔버리지 않도록 먹을 양을 정해 주어야 할 정도다. 로밀크를 먹고 난 후 아이들은 감기에도 걸리지 않는다고 한다. 일반 우유를 먹을 땐 자주 아프곤 했다.

"사람들은 우리가 로밀크를 마신다고 하면 다들 이상하게 봅니다. 왜냐하면 로밀크라고 하면 생고기처럼 들리게 마련이거든요. 하지만 로밀크는 예전부터 사람들이 먹어오던 방식의 우유입니다. 우유를 균질화해서 보존기간을 늘린 건 최근의 일이고, 옥수수를 먹인 소의 젖으로 우유를 만든 것도 최근의 일이에요. 그리고 재밌는 건 사냥한 고기를 먹는 경우 그 고기는 냄새와 향이 강하거든요. 그래서 로밀크도 그럴 거라고 생각해요. 하지만 다른 거라곤 맛이 더 풍부하다는 것뿐이에요. 더 맛있죠."

가브리엘라가 말했다. 로젠탈 씨 가족은 로밀크를 가족의 전통으로 고수할 생각이다.

로밀크란 무엇인가?

마크 맥아피가 운영하는 OP목장은 로밀크와 로밀크 버터만을 생산하는 젖소농장이다. 이곳은 앞서 보았던 버지니아의 농장들처럼 그림 같은 경관을 보여주는 곳은 아니다. 멋없이 평평한 들판에 사각형으로 구획된 초지와 운치 없는 사무실이 전부였다. 이곳의 주인장인 마크는 자신의 농장에 자부심이 대단한 사람이었고 전형적인 일중독자로 보였다.

로밀크 농장들 가운데서도 이곳이 주목을 받은 이유는 바퀴가 달린 이동식 착유기를 사용하는 것이 알려지면서부터이다. 착유할 때에도 소들이 우사에 들어오는 일이 없도록 착유기를 초지로 몰고 나간다. 덕분에 소들은 1년 365일 초지에 머물 수 있다. 야생상태의 소떼와 최대한 가깝게 키운다는 마크의 노력이 만들어 낸 결과물이다. 초지는 화학비료를 일체 사용하지 않은 100% 유기농 방식으로 유지되고 있다. 그리고 무엇보다 중요한 것은 어떠한 경우에도 옥수수를 비롯한 곡물은 일체 먹이지 않는다는 것이다.

로밀크를 짜서 출하하는 과정은 단순했다. 소들이 이동식 착유차량으로 올라오면 헝겊으로 소의 젖을 깨끗하게 닦아준다. 우유를 가열 살균하지 않을 것이기 때문에 나쁜 박테리아가 유입되지 않도록 하는 것이 중요하다. 짜낸 우유는 파이프를 타고 이동식 착유기의 한쪽에 장착된 냉장실로 흘러간다. 여기서 우유는 영상 4도로 급속 냉각된다. 판매하기 전 우유의 이상 여부를 확인하기 위해 병마다 조금씩 맛을 보는 것 이외에는 따로 하는 일이 없다. 생산된 우유는 최대한 빨리 판매한다. 다시 말하자면 로밀크는 소에서 짜낸 우유를 '그냥' 먹는 것이다.

일반 우유는 여기에 우유를 가열하여 살균하는 파스퇴르 살균 과정과 균질화 과정이 추가된다. 균질화는 높은 압력의 모세관으로 우유를 뿜어 유지방을 잘게 쪼개는 것이다. 이렇게 하면 크림이 위에 뜨지 않고 우유의 수분에 잘 섞여 상품성이 좋아진다. 하지만 균질화 공정은 우유의 질에 치명타를 가한다. 유지방이 깨져 산화되기 쉬운 상태로 변질되는 것이다. 산화 지방은 심장질환과 고혈압, 고지혈증의 위험을 높인다.

마크는 로밀크의 장점으로 풀에서 온 오메가-3 지방산이 풍부하게 들어 있어 오메가-6와 오메가-3 지방산의 균형이 이상적이라는 점을 꼽았다. 그리고 CLA(공액리놀렌산, 소의 위 미생물이 오메가-6 지방산을 변형하여 만들어진다) 함량이 일반 우유의 두 배나 된다는 것을 두 번째로 언급했다. CLA는 비교적 최근에 알려진 지방산으로 항암효과가 있는 것으로 알려졌다. 그러고 나서 효소와 박테리아가 살아 있다는 점을 자세하게 설명하기 시작했다.

유당불내증이 있는 사람도 로밀크를 소화할 수 있는 이유는 로밀크 안에 들어 있는 효소 때문이다. 로밀크 속에 들어 있는 락타제, 리파제, 포스포타제 같은 효소들은 우리가 우유를 소화하고 그 영양분을 십분 활용하도록 돕는다. 로밀크에 들어 있는 것으로 확인된 효소는 60여 종이 넘는다. 어떤 것은 우유 자체에 들어 있는 것이고 어떤 것은 우유 속의 박테리아가 만들어 낸 것이다. 이 효소들이 상호작용하면서 상승작용을 하는 것으로 보인다. 살아 있는 음식인 로밀크는 유익한 박테리아가 풍부하게 들어 있다. 박테리아는 면역 시스템이 올바로 작동하도록 자극하고 단련시킬 뿐 아니라 장내 박테리아의 수를 최적화하는 기능을 한다.

옥수수를 먹인 젖소에서는 살균하지 않은 로밀크를 생산하는 것이 불가능할까? 마크는 한 마디로 '노'라고 대답했다. 그 이유는 박테리아에 있다. 마크가 소들을 365일 초지에만 살게 하는 것은 박테리아와 관련이 깊다. 우사는 배설물로 인해 나쁜 박테리아가 번성할 수 있다. 기업형 우유농장의 비좁은 우사에서 소들은 어쩔 수 없이 배설물 위에 젖꼭지를 깔고 엎드려야 한다. 젖꼭지는 오염되고 우유는 살균 처리하지 않을 수 없게 된다. 자연초지에는 유해한 박테리아가 없다. 초지에서 배설물은 빠르게 분해된다. 로밀크를 만들려면 소가 깨끗한 초지에 방목되어야만 한다. 옥수수사료를 먹이는 기업형 농장에서는 불가능한 일이다. '게다가 옥수수를 먹인 탓에 영양분은 더 적어지고 항생제와 호르몬제까지 범벅이 되어 유독물이라는 비난까지 받고 있는 산업 우유로 로밀크를 만든다 한들 무슨 가치가 있겠습니까?'라고 마크는 반문했다.

그는 우유에는 아직 밝혀지지 않은 성분들이 많이 남아 있다고 믿고 있다. 오메가-3 지방산이나 CLA 같은 것들은 아직 일부분일 뿐이라는 것이다. 미지의 지방산들과 미지의 효소들과 박테리아들이 모여 로밀크를 이룬다. 일반 우유는 이런 미량 성분들이 빠진 우유 추출물일 뿐이다. 마크의 설명을 들으면 우유 역시 밀가루와 설탕, 그리고 식용유처럼 가공과 정제로 미량 영양소를 잃고 나쁜 식품으로 전락해 버린 현대의 산업식품과 같은 길을 걷고 있다는 것을 알게 된다.

살아 있는 효소가 없다는 것은?

　동물원 사육사들은 육식동물에게 날고기를 준다. 하지만 이 단순한 사실을 알기까지 상당 기간이 걸렸다. 사자나 호랑이에게 익힌 고기를 주면 번식에 실패하는 경우가 많고 병들거나 일찍 죽었다. 사람은 침샘과 췌장이 다른 동물들에 비해 큰데 이것은 인류가 익힌 음식에 성공적으로 적응한 결과로 여겨진다. 날 음식과 익힌 음식의 이상적 비율에 대해서는 아직 논쟁의 여지가 많다. 그러나 동물실험 결과로 비추어 인간도 익힌 음식만 먹으면 병에 걸리기 쉽다는 것이 증명되었다.

　파스퇴르 살균한 우유는 효소작용이 거의 없다. 효소의 대부분이 파괴되기 때문이다. 로밀크의 살아 있는 효소는 소화를 돕고 영양분의 흡수를 용이하게 한다. 로밀크 속의 효소들은 비타민과 미네랄의 흡수에 중요한 역할을 함으로써 면역체계를 강화하고 병원균에 대한 강력한 방어력을 제공한다.

　업계는 가열 살균으로 파괴되는 유일한 영양분은 비타민C와 약간의 비타민B일 뿐이라고 주장한다. 그러나 우리는 비타민C는 단일물질이 아니라 아스코르브산과 수많은 미량 영양소가 함께 작용하는 생리 시스템이라는 것을 알고 있다. 우유는 효소와 박테리아가 만드는 살아 있는 영양 시스템이다. 가열과 균질화는 이 시스템을 파괴하고 무력화시킨다. 현재의 과학이 우유의 영양분이 작용하는 방식을 완벽하게 이해했다고 아무도 단언하지 못한다. 유지방을 둘러싼 얇

우유의 효소

보통의 파스퇴르 살균은 우유를 15초에서 20초간 화씨 161도(섭씨 약 72도) 정도로 가열한다. 최신 파스퇴르 살균법은 그보다 높은 화씨 230도(섭씨 약 110도)에서 1초 이하로 순간 가열된다. 어느 쪽이든 우유에 들어 있는 효소는 파괴된다.

락타제 우유에 들어 있는 유당(락토스)을 분해하는 효소이다. 락타제는 유당을 단당류인 갈락토스와 포도당으로 분해한다. 자연적인 로밀크에는 락타제를 만들어 내는 박테리아가 있다. 파스퇴르 살균은 이 박테리아와 박테리아가 만든 락타제를 파괴한다. 유아들은 락타제를 분비하는데 3-4세 정도가 되면 줄어든다. 일반 우유를 소화하지 못하는 사람들도 로밀크는 쉽게 소화하는 경우가 있는데 로밀크 속의 락타제 때문으로 여겨진다.

갈락타아제 효소 갈락타아제는 칼락토오스를 분해한다. 갈락토오스는 신경 시스템의 발달에 핵심적인 역할을 한다.

락토페록시다제 우유 속의 유해 박테리아를 찾아 파괴한다. 과산화수소(hydrogen peroxide)를 방출하여 해로운 병원균을 산화시키는 비 특이성 면역 활동을 한다.

락토페린 락토페린은 강한 항바이러스 및 항균성 물질로 유해 병원균을 죽인다. 결핵균, 칸디다 진균 등 많은 병균이 철분 친화적이다. 락토페린은 철분에 붙어 그 흡수를 가속함으로써 철분 친화적인 병원균들을 죽인다. 한편 우유 속의 철분의 흡수를 도와 빈혈을 방지한다. 락토페린은 육류에 뿌려 대장균을 살균하는 스프레이의 성분으로 쓰이기도 한다. 철과 결합하지 않았을 때는 무색이지만 철과 결합하면 붉은 색을 띤다. 때문에 최초로 발견되었을 때는 붉은 단백질이라고 불렸다. 락토페린은 특히 열에 약하다.

카탈라제 카탈라제는 활성산소를 분해하는 항산화제이다. 대부분의 동물 세포에서 발견되는데 과산화물을 물과 산소로 분해하여 세포를 보호한다.

아밀라아제 녹말분해 효소. 모든 포유동물은 침샘과 췌장에서 아밀라아제를 분비한다.

리파아제 리파아제는 중성지방을 지방산과 글리세린으로 분해하는 지방분해 효소이다. 가열 살균한 모유를 먹인 아기들은 생 모유를 먹인 아기보다 체중 증가가 둔화되는 것이 관찰되었는데 학자들은 이것을 리파아제가 파괴된 때문이라고 본다.

은 막이 면역작용과 관계되어 있다는 사실이 최근에 밝혀졌다. 가열 살균은 칼슘을 비롯한 미네랄의 화학적 상태를 변질시켜 흡수에 악영향을 준다는 것도 밝혀졌다. 이것이 우유를 먹어도 골다공증이 치유되지 않는 이유이다.

로밀크에 열광하는 사람들

2006년 18세이던 메간은 계속되는 염증성 질환으로 고생하고 있었다. 처음엔 중이염이었다. 다음엔 기관지염이었고 곧바로 천식이라는 진단을 받았다. 비염도 찾아왔다. 항생제 치료로 다른 질환들은 물러갔지만 천식은 남았다. 그리고 무릎 관절이 아프기 시작했다. 혈액검사를 한 결과 류머티즘 관절염이었다. 류머티즘 관절염 진단이 나왔을 즈음 그녀의 언니가 로밀크에 대한 책을 읽고 메간에게 로밀크를 권했다. 메간은 로밀크를 마시기 시작했다. 동시에 정크푸드(칼로리는 높으나 건강에 좋지 않은 인스턴트식품)를 줄였다. 로밀크를 마시면서 군것질을 하고 싶은 욕구가 크게 줄었기 때문에 자연스럽게 일어난 일이었다. 3개월 후 메간은 몸에 변화가 일어나고 있음을 감지했다. 천식 증상이 크게 호전되었다. 병원에 가서 혈액검사를 다시 했을 때 류머티즘 인자는 사라지고 없었다. 비염도 깨끗하게 나았고 중이염도 더 이상 재발하지 않았다. 아직 천식은 좀 남아 있지만 전처럼 생명을 위협할 정도는 아니다. 그녀는 평생 로밀크를 먹을 작정이다. 이 이야기는 OP목장의 홈페이지 게시판에 올라온 많은 체험담 중 하나이다. 로밀크를 생산하는 몇 안 되는 미국과 호주의 농장 게시판에는 이런 일화들이 수백 건 이상 올라와 있다.

로밀크의 치유력에 대한 이야기들은 들으면 들을수록 놀랍다. 글렌 머천트 가족은 1980년대 캘리포니아의 산맥 기슭에 살았다. 여름이면 아이들은 늘 덩굴 옻나무 옻이 올랐다. 그러자 이웃사람이 염소를 한 마리 구해다가 덩굴 옻나무 근처에 매어 놓고 그 젖을 짜서 생으로 먹이라고 했다. 그렇게 6주 동안 염소젖을 먹였다. 그러자 아이들이 옻에 면역이 생겼다. 옻나무 잎을 꺾거나 옻 덩굴 속에서 뒹굴어도 다시는 옻이 옮지 않았다. 당시 아이들의 나이는 8세와 10세였다.

로밀크에 대한 소문이 온라인을 달구면서 로밀크에 대한 관심이 증폭되고 있지만 로밀크를 먹을 수 있는 사람은 아직은 극소수뿐이다. 대부분의 국가에서 로밀크를 상품으로 유통하는 걸 허용하지 않는다. 우유를 살균하지 않고는 상표를 붙일 수도 없고 매대에 올릴 수도 없다. 미국의 경우 캘리포니아를 포함한 몇몇 주에서만 예외적으로 로밀크의 판매가 허용되고 있다. 어떤 주에서는 가축사료용으로 로밀크를 허용하고 있는데 일부 소비자들은 이런 사료용 로밀크를 사서 먹기도 한다.

로밀크에 관한 체계적인 조사결과가 하나둘 나오고 있다. 유럽의 연구자들은 오스트리아, 독일, 네덜란드, 스웨덴, 스위스 등 5개국의 5~13세 아동 14,893명을 대상으로 흥미 있는 연구를 했다. 연구자들은 부모들을 인터뷰하여 아이들을 농장에서 직접 구입한 유제품을 먹는 그룹과 상점에서 사온 유제품을 먹는 그룹으로 나뉘었다. 조사 결과 농장 우유(로밀크)를 먹는 아이들은 천식에 걸리지 않았다. 사람의 면역력은 장을 보호하는 박테리아에 크게 의지한다. 항생제를 자주 복용하고 방부제가 들어 있는 가공식품을 달고 사는 요즘 아이들은 면역결핍으로 인한 만성질환에 걸릴 위험이 높다. 로밀크의 치유력을 믿는 의사들은 로밀크가 유익한 박테리아를 포함하고 있어서 장내 미생물 환경을 개선하기 때문이라고 말한다.

로밀크는 1900년대 초까지 유럽과 북미지역에서 약으로 쓰였다. 당시 일부 의사들은 환자들에게 곡기를 끊고 우유만 마시게 하는 우유 절식법을 즐겨 사용했다. 약효가 가장 뛰어날 때는 5~6월 풀이 새로 돋아날 때이다. 그러다가 우유의 질이 급속히 나빠지면서 더 이상 우유를 치료용으로 사용할 수 없게 됨에 따라 치료용 우유는 잊혀졌다. 샌프란시스코에서 개업의로 일하는 탐 코완 박사 역시 열렬한 로밀크 옹호론자이다. 그는 환자들에게 옥수수를 먹인 우유는 절대로 먹지 말 것을 권한다. 대신 지역에서 생산된 로밀크를 추천하고 있다. 샌프란시스코 구시가지 주택가에 위치한 아담한 그의 진찰실에서 탐 코완 박사를 만났다.

그는 옥수수를 먹인 우유의 문제점을 단칼에 잘라 이렇게 말했다.

"옥수수를 먹은 소에서 나온 젖과 풀을 먹은 소에서 나온 젖의 차이는 기본적으로 소의 건강의 차이입니다. 누구도 심각한 질병이 있는 동물의 젖을 먹으려고 하지 않을 겁니다. 인간이 건강하려면 건강한 동식물을 먹어야 한다는 것을 우린 알고 있습니다. 소는 풀을 먹어야 합니다. 곡물을 먹으면 건강에 안 좋습니다."

그는 옥수수를 먹은 소가 어떻게 '아픈 소'가 되는지 자세하게 설명했다. 소의 면역체계는 소화기관 내 유익균의 구성에 크게 의존한다. 소가 옥수수를 먹으면 소의 소화체계에 공생하는 미생물에 변화가 온다. 소의 위장 내 미생물 구성의 변화는 소의 면역체계를 교란한다. 면역체계가 교란된 소는 병에 걸리기 쉽다. 또한 짜낸 우유 속의 미생물 성분도 바뀌고 그에 따라 우유 속 항체의 면역 화학작용에도 영향을 미친다. 소는 자기가 가진 미생물 성분에 대항할 항체를 만들어 내는데 옥수수의 섭취로 그 성분이 바뀌기 때문이다. 이와 같은 이유로 현재의 상업 우유는 한마디로 '독'이라고 그는 잘라 말했다.

우유가 독이 된 사연

한때는 완전식품으로 칭송받던 우유가 공공연히 '독이 든 식품'으로 폄하되는 일을 자주 본다. 우리나라는 물론 유럽과 북미 등 이른바 우유 문화권에서조차도 사람들이 우유에 던지는 시선은 곱지 않다. 이런 목소리는 의학 기자나 영양 전문가들의 입에서도 흘러나오고 있다.

"우유는 소를 위해 디자인된 것이어서 사람에게는 맞지 않다."
"어른이 되어서도 우유를 마시는 동물은 인간밖에 없다."
"우유는 알레르기와 천식을 유발하고 심장병과 암을 일으킨다."

한때 우유는 자연이 준 완벽한 음식이란 찬사를 받았지만 지금 우유는 저주받고 파문당했다. 우유가 완전식품이라는 생각은 인간이 먹는 음식 중 우유만이 유일하게 처음부터 음식(또는 먹이)으로 디자인된 것이기 때문에 생겨난 믿음이다. 우유는 송아지를 먹이기 위해 어미 소가 만들어 내는 '음식'이다.(우리의 주식인 곡물은 식물의 씨앗이고, 푸른잎 채소는 식물의 소중한 광합성 기관이다.)

성경에서 '젖과 꿀milk and honey'은 발효한 우유에 꿀을 섞은 음료였다. 1800년대 이전에 우유는 보통 발효한 상태로 소비되었다. 날 우유를 그냥 마시는 것은 우유 문화권에서조차도 상당히 호사스러운 일로 여겨졌다. 우유가 나빠지기 시작한 역사적 계기는 1800년대 미국으로 거슬러 올라간다.

당시 미국 동부의 도시거주자들은 우유를 먹기 위해 소를 한두 마리씩 키우는 것이 일반적이었다. 유럽으로부터 인구 유입이 빠르게 진행되면서 도시에서 초지로 사용할 여유 공간이 부족해지면서 사유지인 주택가의 초지들은 빠르게 사라졌고, 시내 중심부에 공동으로 소를 키우던 초지들도 오래 가지 못했다. 보스턴 중심의 녹지공원 보스턴 코먼Boston Common은 마지막까지 존재했던 공동 목초지였다. 1790년 3만 3천 명이던 뉴욕 인구는 1840년에는 40만을 넘었고 1850년에는 65만 명을 헤아렸다. 1850년은 보스턴 코먼에서 소가 풀을 뜯던 마지막 해였다.

도시민들이 우유를 자급하던 초지가 사라지던 것과 때를 같이 해서 신대륙에는 새로운 종류의 우유 생산자들이 등장했다. 이들은 증류주 공장이었다. 1812년 영국과의 전쟁의 결과 서인도제도로부터의 위스키 공급라인이 단절되면서 미국의 대도시에는 양조장들이 들어섰다. 양조장에서는 곡물을 발효하여 도수 높은 술을 만들고 남은 술지게미가 쏟아져 나왔다. 공장주들은 공장 옆에 우사를 지어 놓고 소에게 술지게미를 먹였다. 술지게미는 영양분이 보잘 것 없어서 소들은 묽고 맛없는 우유를 만들어 냈지만 그 양은 제법 많았다. 실험적으로 시작된 우유사업은 곧 시스템으로 자리잡았다. 다른 어떤 방법보다도 싼값에 많은 양의 우유를 생산할 수 있음이 증명되었기 때문이다. 술공장 우유는 거대한 산업으로 변모하기 시작했다. 1840년 뉴욕에는 200여 개의 술지게미 농장이 부산하게 가동 중이었다.

지방분이 별로 없어서 버터와 치즈를 만들 수도 없었던 술공장 우유는 어린이용 마시는 우유로 팔렸다. 술공장의 맛없는 우유는 근교의 목장에서 생산되어 도시로 운송된 우유의 절반 가격에 팔렸다. 수요는 많았다. 이민 노동자들은 맞벌이를 했고 엄마들은 일찍 젖을 떼고 공장으로 나가야만 했다. 아이들은 모유 대신 술공장 우유를 먹었다. 그런데 놀랍게도 사람들은 곧 이 우유가 아이들을 병들게 한다는 것을 알아차렸다. 술공장들이 우사를 짓기 시작한 해부터 술공장 우유의 유통이 중지될 때까지의 짧지 않은 기간 동안 미국 동부의 유아사망률은 유럽의 두 배가 넘었다. 아이들은 설사, 디프테리아, 콜레라, 결핵 등으로 죽었다.

보스턴의 5세 이하 유아사망률은(전체 사망자 가운데 유아가 차지하는 비율) 1811년부터 1820년 사이에는 33%, 1821년부터 1830년 사이에는 37%였고, 1831년부터 1839년 사이에는 43%로 증가했다. 뉴욕의 경우 통계가 시작된 1814년에는 32.14%였고 1840년에는 50.02%였다. 술공장 우유가 공급되던 뉴욕에서는 태어나는 아이의 절반이 어른이 되지 못한 채 죽었다.

당시 뉴욕에는 1만 8천 마리의 소들이 술지게미를 먹으면서 연간 5백만 갤런의 저질 우유를 쏟아냈다. 뉴욕에서 소비된 우유의 4분의 3이 술공장에서 나왔다. 1830년대의 사회운동가 로버트 하틀리는 술공장 우유의 문제를 고발하는 책 〈변혁〉에서 미국의 유아사망률이 급증하고 있던 동일 기간 유럽의 유아사망률은 감소하고 있었음을 지적하면서 술공장 우유를 그 원인으로 규정했다. 당시의 지식으로는 나쁜 음식이 어떻게 건강을 갉아먹는지 오늘날처럼 정확하게 설명해 내지 못했다.

하지만 하틀리는 이렇게 썼다.

"의심의 여지는 없다. 어린 아이들을 휩쓸고 있는 광폭한 죽음의 원인은 관찰과 경험, 명망 있는 의사들의 증언을 토대로 한 치의 과장도 없이 정확하게 술공장 우유임을 나는 확신한다."

소의 건강은 소의 먹이에 달려 있다. 저열한 먹이는 소를 병들게 하고 병든 소의 젖은 건강하지 못하다. 게다가 당시에는 미생물의 존재에 대해 잘 알지 못했다. 비위생적인 우사에서 비위생적인 방법으로 모아진 우유는 더러운 용기에 실려 배달되었다. 불행히도 무려 100여 년간이나 술공장 우유가 존속했다. 마지막으로 사라진 술도가 낙농장은 1930년 브룩클린에 있었다.

술공장 우유

술공장 우유의 문제는 정부 관리들과 지식인들에게 긴급히 해결해야 할 숙제로 던져졌다. 미국 사회는 우유 문제로 들끓었다. 국가의 자존심 문제이기도 했다. 해결방안으로 두 가지가 제시되었다. 먼저 제시된 해결방안은 우유의 생산과정을 통제하자는 것이었다. 간단히 말하면 시골의 목초지에서 생산된 믿을 만한 우유에만 판매자격을 부여하는 '우유인증제'였다. 이 방식은 환자들에게 약으로 처방할 품질 높은 우유가 필요했던 당시의 개업의들, 특히 소아과 의사들의 현실적 필요에 의해서 의사들이 제안한 것이었다.

다른 하나는 뉴욕의 사업가에 의해 제안된 것으로 대중의 지지를 얻기 위해 생물학자 파스퇴르의 이름을 빌어 파스퇴르 살균법(저온간헐멸균, 섭씨 60~70℃로 30~40분간 가열하면 대부분의 병원균이 사멸함)이라고 명명된 방식이다. 파스퇴르 살균법 지지자들의 우선적인 목표는 잠재적으로 유해한 모든 박테리아를 가열 살균하는 것이었다. 이 과정에서 우유의 물리적 화학적 성질이 변하는 것은 고려대상이 아니었다.

인증 우유와 살균 우유는 각각 전통과 산업이라는 두 가지 상반된 사회 시스템에 속하는 해결책이었다. 동시에 두 방식은 당시 서구의학의 두 가지 큰 흐름을 반영하고 있었다. 건강유지의 핵심요소로 면역력을 중요시했던 클로드 버나드의 '내부지형론'과 병원균의 소독을 중시했던 루이 파스퇴르의 '세균론'이었다. 인증 우유(로밀크)를 지지하는 측과 가열살균 우유를 지지하는 측의 논쟁에서 주요 이슈는 병원균과 관련한 안전문제였다. 병균에 노출되는 것이 질병의 원인이라고 보는 사람들은 로밀크를 병원균이 들어 있을 가능성이 높은 위험한 음식으로 간주한다. 반면에 면역체계를 중시하는 사람들은 로밀크를 면역력을 키워주는 영양분으로 본다.

우리가 오늘날 면역체계라고 부르는 것은 1860년 프랑스의 생리학자 클로드 버나드가 '내부지형'이라고 명명한 커다란 시스템의 일부라고 할 수 있다. 내부지형은 몸이 질병을 맞아서 싸우는 전쟁터이다. 저항력과 체력, 그리고 완전한 면역력이 내부지형을 구성한다. 19세기 말의 의학자들은 질병의 근본적인 원인을 병균으로 볼 것인가, 아니면 내부지형의 문제로 볼 것인가를 두고 커다란 논쟁을 벌였다. 그 중심에 클로드 버나드와 루이 파스퇴르가 있었다.

1880년경 로버트 코흐가 정교한 현미경과 미생물 배양 테크닉으로 결핵, 콜레라, 디프테리아 성홍열 병균을 확인하면서 파스퇴르의 병균 이론이 승리했다. 하지만 결핵균이 발견되던 1882년까지는 클로드 버나드의 이론이 우세했다. 클로드 버나드는 당대의 가장 유명하고 영향력 있는 과학자였다. 소로본느 대학의 교수였고 프랑스 자연사박물관 내에 실험실을 갖는 영광을 누린 엘리트 연구자였다. 그는 혈액과 림프액이 세포를 적셔 내부지형을 만든다고 생각했다. 건강한 신체는 외부 병원체에 좀처럼 균형이 무너지지 않는 항상성이 있다고 믿었다.

버나드의 계보를 잇는 연구자들은 이 내적 균형에서 미생물이 매우 중요한 역할을 하고 있음을 발견했다. 우리 몸에 살고 있는 미생물들은 단순히 인체에 빌붙어 사는 존재가 아니라 우리 몸의 건강을 유지하기 위해서 반드시 필요한 존재이다. 상주균들의 기능은 무균쥐Germ Free Mouse 모델을 통해 잘 설명된다. 무균쥐는 출생하는 과정에서부터 사육되는 전 기간 동안 균과의 접촉을 인위적으로 통제하여 장을 비롯한 몸 전체에 균이 전혀 없는 쥐이다. 상식적으로 보면 이 쥐들은 균이 없는 깨끗한 장을 가지고 있기 때문에 건강할 것이라고 유추할 수 있다. 하지만 놀랍게도 무균쥐는 정상적으로 발육하지 못하며 소화장애를 보인다. 무균쥐는 또한 알레르기성 체질을 보이는 것이 특징이다.

평균적으로 인체에는 대략 6파운드(약 2.7kg) 정도의 미생물이 붙어 살고 있다. 내장과 피부 등 상주균이 살지 않는 곳이 없을 정도다. 상주균들의 세포 수를 모두 합하면 체세포의 9배나 된다. 상주균들은 소화를 돕기도 하고 면역을 돕는 물질을 만들어 내기도 한다. 유익균이 건강한 생태계를 이루고 있으면 병원균이 발을 붙이지 못한다는 것이 이들의 주장이다. 또한 장내 세균의 구성이 아토피, 비만, 당뇨, 간 기능과 같이 전신적인 문제와도 직간접적으로 연관되어 있음이 밝혀지고 있다.

로밀크 옹호론자들은 로밀크에 포함된 유익균이 장내 세균의 구성을 건강하게 유지함으로써 로밀크를 마시는 사람의 면역을 강화한다고 믿는다. 1800년대의 우유 문제를 우유인증제로 해결하려던 의사들의 생각은 히포크라테스의 사고관과 닿아 있다. 몸에 올바른 환경을 조성해 주면 몸이 스스로 치유한다는 생각이다.

버나드와 동시대를 살았던 파스퇴르는 1822년에 태어났다. 두 사람이 보여준 접근법의 차이는 너무나도 극명했다. 파스퇴르는 화학자 겸 생물학자였다. 세균이론germ theory의 창시자였고 와인발효 전문가였다. 그는 와인을 가열함으로써(미생물을 부분 살균하여) 와인의 부패를 막는 법을 개발했다. 이 방법은 프랑스 와인산업에 커다란 상업적 이득을 가져왔고 그는 곧바로 프랑스의 영웅이 되었다. 그의 열렬한 지지자였던 나폴레옹 3세는 1867년 소르본느에 생리학 연구소를 차려주었다.

파스퇴르는 산업적으로 곧바로 응용가능한 경제성 있는 연구들을 주로 다루었다. 누에고치의 바실루스를 발견하고 방지하는 방법은 프랑스 실크산업을 구하기도 했다. 그는 또 우유에 대해서도 연구를 했다. 우유를 가열함으로써(후대에 파스퇴라이제이션이라고 명명되었다.) 미생물을 죽여서 우유가 발효하거나 시어지는 것을 막는 법을 발견했다. 파스퇴라이제이션은 우유가 발효되지 않고 오랫동안 보관할 수 있는 길을 열었으나 본격적으로 이용되기 시작한 것은 우유에서 병원성 박테리아가 발견되면서부터였다. 아이러니한 것은 오늘날 우유는 파스퇴라이제이션되지만 와인은 그렇지 않다.

로버트 코흐가 결핵과 콜레라균을 분리하는 데 성공함으로써 파스퇴르의 세균이론은 의료계와 대중들로부터 광범위한 지지를 받게 된다. 과학과 의학이 파스퇴르의 세균이론의 길을 걷게 된 것은 어쩌면 당연했다. 세균이론은 질병은 반드시 약물로만 치료되고 제거된다는 사고를 이끌었다. 반대 진영에 있던 버나드의 내부지형이론은 질병은 미생물과 인간의 상호작용의 결과라는 인식을 바탕으로 하고 있었다.

1800년대 말, 미국의 영향력 있는 지도자들 대부분은 미국의 도시들이 우유 문제를 갖고 있음을 인정했다. 그때까지도 영아사망률은 일반사망률의 절반에 해당했다. 정치인들, 저널리스트들이 문제를 제기했고 의사들이 저마다의 의견을 피력했다. 도시에 건강하고 안전한 우유를 공급하고자 했던 당시의 지식인들 중에 헨리 코이트와 나단 스트라우스가 있었다.

의사였던 코이트는 우유인증제 운동의 창시자로 최초의 '우유위원회'의 설립자였다. 코이트의 우유인증제는 세 가지 단계를 거쳐 현실화되었다. 먼저 그는 지역사회의 의사들에 의해 선출된 '의료 우유위원회'를 구성했다. 우유위원회는 시 당국에 압력을 행사해 깨끗한 우유의 생산을 위한 제도적 장치를 만들라고 압력을 넣는 한편 우유 문제에 대해 시민들의 여론을 이끌어 냈다. 두 번째로 코이트는 '명예를 존중할 줄 아는' 정직한 농부들을 선별하여 우유위원회와 판매계약을 맺었다. 우유위원회에 의해 제시된 생산규정과 규격에 맞추어 목장을 운영하도록 하고, 이 우유를 높은 가격에 수매한다는 것이었다. 세 번째로 우유위원회는 계약된 목장을 정기적으로 점검하여 우유의 질과 동물들의 건강과 일꾼들의 위생 상태를 검사했다. 우유의 화학적 성분분석과 박테리아 카운트가 실행되었다. 이런 방식으로 코이트는 우유의 안전을 인증했다. 인증 우유는 금전적 이익에 앞서 대중에

봉사하는 것을 더 중요시 여겼던 당시의 의사들의 윤리관과 잘 맞았다. '우리는 아픈 사람들을 위한 우유가 절실히 필요했다'라고 코이트는 쓰고 있다.

파스퇴르의 승리와 우유의 패배

스트라우스는 비즈니스맨 출신의 자선가로 뉴욕에 파스퇴르 살균 우유를 싼값에 공급하는 최초의 우유보급소를 세운 사람이다. 그는 모든 우유는 반드시 가열 살균해야만 한다고 주장하는 측의 대표주자였다. 나단 스트라우스는 메이시 백화점의 공동 소유주로 큰돈을 모았다. 그 후 그는 30년간 뉴욕을 비롯한 미국의 도시와 유럽의 우유를 파스퇴르 살균하는 데 헌신했다.

스트라우스와 그의 동지였던 의사 에이브라함 자코비는 우유를 소독하는 것만으로도 디프테리아와 성홍열 같은 전염병을 뿌리뽑을 수 있을 것이라고 믿었다. 자코비는 미국의학협회 회장을 오랫동안 역임하면서 스트라우스를 도왔다. 그들은 영양분이 부족한 술공장 우유의 질에는 관심을 두지 않았다. 스트라우스와 그를 지지한 관리들에게 파스퇴르 살균은 경제성과 현실성의 문제였다. 그들도 인증 우유가 안전하고 건강하다는 사실을 잘 알고 있었지만 술공장 우유의 두 배에서 네 배나 하는 인증 우유는 지나치게 비쌌다. 뉴욕에 우유를 공급하는 4만 개에 이르는 농장에 엄격한 위생규칙을 지키게 만드는 일은 현실적으로 불가능해 보였다. 파스퇴르 살균법은 뉴욕에 공급되는 우유를 마시기 안전하게 만드는 매우 신속한 기술적 대안이었다.

그는 뉴욕에 파스퇴르 살균 설비를 갖춘 우유보급소를 자비로 설치했고 시중 우유와 같은 가격을 유지하기 위해 우유보급소 운영비를 개인재산으로 감당했다. 스트라우스의 우유보급소는 빠르게 성장했고 도시 곳곳에 여러 개가 세워졌다. 파스퇴르 살균 우유가 공급되면서 뉴욕의 유아사망률은 극적으로 감소하기 시작했다. 정황상 질병의 원인은 우유의 오염이 분명했다. 1세 미만의 영아사망률은 신생아 1천 명당 1906년 160명에서 1916년 90명으로 줄었다. 그는 영웅으로 떠올랐다.

스트라우스의 성공에 자극받은 테오도어 루즈벨트 대통령은 보건성에 명령하여 '우유 문제'에 대한 철저한 조사를 시행하게 했다. 1908년 20명의 전문가들이 참여한 보고서가 발표되었다. 보고서는 로밀크가 문제였으며 우유를 가열 살균하더라도 우유의 화학적 조성과 영양은 달라지지 않는다고 발표했다. 이 주장은 정부의 여러 문건들과 학회지 등을 통해서 그 후로 100년간 반복적으로 홍보되었다.

1910년대에 이르러 파스퇴르 살균은 돈이 되는 좋은 사업이 되었다. 많은 사업가들이 파스퇴르 살균 사업에 뛰어들었다. 도시에 전염병이 돌 때면 어김없이 로밀크가 지탄받았고 모든 우유는 가열 살균되어야 한다는 법령이 여기저기서 발표되기에 이르렀다. 파스퇴르 살균이란 편리한 방식이 자리를 잡자 우유의 질 문제는 잊혀졌다. 술공장 우유 같은 저질 우유도 살균만 하면 좋은 우유로 둔갑할 수 있었다. 파스퇴르 살균법은 술공장에서 시작된 밀식형 낙농장confinement dary이 우유 생산의 표준으로 자리잡고 지금까지 지속되도록 하는 데 결정적인 기여를 했다. 소는 풀을 먹어야 한다는 당연한 생각도 유아 사망률의 감소와 함께 잊혀졌다.

로버트 하틀리는 뉴욕에 있던 술공장의 우사를 이렇게 묘사하고 있다.

"소들은 머리와 머리, 꼬리와 꼬리를 맞대고 좁은 우사에 가두어진다. 소들은 결코 바깥세상을 구경하지 못한다. 농장주들은 우사를 청소하는 것에는 일말의 관심도 없다. 한번 그 냄새를 맡은 사람은 결코 뇌리에서 그 악취를 지울 수 없으며 1마일 밖에서도 냄새를 맡을 수 있다. 소들은 병들어 꼬리가 끊어지고 피부가 썩어 들어간다."

하틀리의 책을 읽으면 200년 전이 아닌 현재의 밀집사육시설을 묘사하고 있는 것 같은 착각이 든다. 다만 사료가 술지게미에서 곡물사료로 바뀌었고 항생제 덕분에 소들이 염증을 앓지 않게 된 것이 다르다. 술공장 우유는 사라졌지만 오늘날 우리가 먹는 우유를 생산하는 소들은 여전히 감금된 상태에서 원래 수명의 4분의 1밖에 살지 못하고 죽어간다. 200년 전 위스키 공장 주인들이 고안한 사육방식은 우유와 고기의 표준 사육방식이 되었다.

로밀크의 희망

　로밀크로 건강을 찾은 사람들은 로밀크의 열렬한 옹호자가 된다. 이들은 이웃과 친구들에게 로밀크를 권하는 것은 물론 정부가 로밀크에 대한 규제를 완화하도록 청원하는 등 로밀크 운동가가 된다. 마릴린과 로젠탈 씨도 자신들이 로밀크를 먹는 것에서 그치지 않고 로밀크 운동가가 된 경우이다.

　무엇이 이들을 열렬한 로밀크의 지지자로 만들었을까? 우유 흡혈귀가 따로 없을 정도로 우유에 젖어 살던 유럽과 북미인들은 '우유는 독'이라는 받아들일 수 없는 사실 앞에 당혹했을 것이다. 로밀크는 그런 우유를 본래 위치로 되돌려 주었다. 로밀크를 통해 그들은 소가 무엇을 먹는지 관심을 갖게 되었다. 동물의 건강과 복지가 인간의 건강과 복지에 직접 영향을 미친다는 것도 알게 되었다. 그리고 포식자로서 인간이 가져야 할 도덕적 책임감에 대해서도 느끼게 되었다.

　필자 역시 OP목장의 우유를 마셔본 경험을 잊을 수 없다. 프레스노의 파머스마켓에서 맛보았던 로밀크 한 잔은 많은 것을 깨닫게 해 주었다. 음식이 주는 행복감을 진하게 느끼면서 '아, 이것이 공생이구나!'하는 생각이 들었다. 풀과 동물과 사람의 공생, 음식이란 그런 것이다. 인간은 먹이사슬을 지배하는 자가 아니라 먹이사슬 속에서 함께 사는 자이다. 우리가 건강하려면 음식을 만드는 먹이사슬도 건강해야 한다. 행복한 소는 건강한 우유를 만들고 그 우유를 먹는 사람도 행복하게 만든다. 취재를 마칠 즈음 나는 '우유 속에 오메가-3가 풍부해서 두뇌의 신경전달물질이 잘 작용하므로 행복감을 느낀다'는 의학적 설명보다는 '행복한 소가 만든 우유라서 마시는 사람도 행복감을 느낀다'는 짧은 설명이 더 합당하다고 느꼈다.

　로밀크가 갖는 영양학적 장점, 우유가 갖는 경제성과 생산성, 풀을 기반으로 한 로밀크의 생태적 건강성 등 우유의 장점은 많다. 그리고 현재의 기술력과 행정력은 안전한 로밀크를 생산하기에 부족함이 없다. IT기술을 활용하면 우유를 마시면서 그 우유를 짠 소의 현재 모습까지도 실시간으로 볼 수 있을 것이다. 다만 산림이 국토의 70%를 차지하는 한국의 지리적 여건에서, '풀을 기반으로 한 축산업은 정말 가능한가'라는 문제에 부딪치게 된다. 결론을 미리 말하자면 희망은 있다. 잘만 사용한다면 풀은 부족하지 않다. 케지아레인 농장의 밀튼 아서는 이렇게 말했다.

　"소를 행복하게 만드는 일은 아주 쉽습니다. 풀을 뜯게 해주면 됩니다. 저는 소를 기르는 게 아니라 풀을 기르죠. 나머지는 자기들이 다 알아서 합니다."

오메가-6 식용유의 폭격

9

심장마비 이후 아이젠하워는 식사에 극도로 신경을 썼다. 1년에 열 차례 콜레스테롤 검사를 했다. 콜레스테롤 섭취를 피하기 위해 지방은 거의 먹지 않았다. 그의 식사는 콩기름이나 마가린으로 조리되었다. 아이젠하워 대통령은 마지막까지 콜레스테롤 수치를 안정적으로 유지했다. 콜레스테롤 수치가 안정적으로 유지되었음에도 불구하고 그는 결국 심장병으로 사망했다.

아이젠하워 대통령의 콜레스테롤 걱정

　토요일 새벽 5시 30분, 아이젠하워 대통령은 가슴에 심한 통증을 느껴 잠에서 깨어났다. 현장에 도착한 주치의 하워드 스나이더는 몰핀을 주사했다.

　토요일 오후가 되어서도 상태가 호전되지 않자 대통령은 병원으로 옮겨졌다. 일요일 오전, 당대 최고의 심장전문의 더들리 화이트 박사가 하버드에서 날아왔다.

　아이젠하워 대통령이 첫 번째 심장마비를 일으킨 것은 1955년 9월 23일의 일이었다. 1953년 대통령에 취임해 한국전쟁의 휴전협상을 마무리한 이후 1955년까지는 골머리를 썩힐만한 국제위기나 국내사태가 없었다. 그날 대통령은 휴가 때 자주 가는 콜로라도 덴버의 별장에 머무르고 있었다. 오전에는 골프를 쳤고 점심은 햄버거를 먹었다. 그리고 평소와 마찬가지로 9시 30분에 침실에 들었다. 점심 때 먹은 햄버거가 약간 소화불량이었지만 심한 것은 아니었다. 그리고 5시간 후 심장마비가 온 것이다.

　월요일 아침, 대통령의 건강상태를 브리핑하는 기자회견이 열렸고 이 자리에서 화이트 박사는 심근경색이 무엇인지 자세하게 설명했다. 그로부터 6주 동안 매일 두 차례 정례 브리핑이 열렸다. 대통령의 심장질환은 국민들에겐 의학교육이 되었다. 대통령의 건강이 회복될 즈음 미국 중년남성들은 콜레스테롤과 포화지방이란 두 단어에 상당한 경계심을 갖게 되었다. 그것은 아이젠하워 본인도 마찬가지였다.

지질가설은 옳은가?

1970년대까지 우리나라에서 퇴행성 심장질환으로 병원을 찾는 환자는 커다란 종합병원이라 하더라도 1년에 한두 명 정도에 불과했다. 감염성 심장질환은 꽤 있었지만 관상동맥 질환 같은 현대적인 심장병은 매우 드물었다. 이런 환자가 병원에 오면 다른 과의 레지던트들도 모두 와서 들여다보곤 했다고 한다. 그만큼 환자가 귀했다. 한방에 심근경색에 대한 치료법이 적은 것은 경험의학인 한의학에서 의원들이 환자들을 경험해 보지 못했기 때문이다. 그러던 나라에 갑자기 심장병 환자가 증가하기 시작했다. 불과 30년 사이 심장질환은 우리나라 사망원인 2위를 차지하게 되었다.

의료계는 심장질환의 원인을 섭생의 변화에서 찾았다. 우리는 그 범인이 동물성 지방이라고 철석같이 믿어왔다. 동물성 지방은 콜레스테롤을 높이며 콜레스테롤은 동맥경화의 원인이라는 것은 국민상식이 되었다. 흔히 지질가설로 불리는 이 이론은 너무나 강력하여 지질가설에 반대되는, 즉 '포화지방은 심장질환과 관련이 없음'을 시사하는 많은 임상 데이터들이 충분히 쌓여 있는 현재에도 여전히 굳건히 자리를 지키고 있다.

콜레스테롤은 신경세포막을 구성하는 요소이며 호르몬의 원료이다. 특히 생식에는 반드시 필요한 영양분이다. 콜레스테롤을 만드는 데 실패한 종은 살아남지 못했다. 필수 생리물질인 콜레스테롤은 그러나 불행하게도 순식간에 공공의 적이 되어버렸다. 이 이야기는

1948년으로 거슬러 올라간다. 당시 미국의 보건당국은 새롭게 증가하는 심혈관 질환의 원인을 찾아 서둘러 해결책을 마련해야 했다. 결론부터 이야기하자면 무리한 표적수사 끝에 무고한 포화지방과 콜레스테롤이 범인으로 지목되었다. 결국 포화지방인 버터는 나쁜 음식, 불포화지방인 식물성 마가린은 좋은 음식이 되었다. 이것은 끔찍한 오류였다.

20세기에 접어들 무렵 미국에서 심장병으로 인한 사망률은 10% 정도였으나 1950년에는 30%로 급증했다. 현재는 45%에 이른다. 1948년 메사추세츠 주의 평범한 마을 프레이밍햄으로 차를 몰던 보스턴의 역학 전문가들은 처음에는 콜레스테롤에 대해 나쁜 감정을 가지고 있지 않았다. 5,200명이 참가한 이 역학조사는 가히 이례적이었다. 참가자들의 신장, 체중, 혈액검사는 물론 사망 후 부검까지 허용되었다. 1948년부터 10년간에 걸쳐 1차 조사가 행해졌다. 1971년 시작된 2차 조사에는 1차 조사에 응했던 참가자들의 자녀들이 포함되었고, 현재는 3세대인 손자들을 중심으로 연구가 진행 중이다.

1957년 프레이밍햄 연구의 1차 조사보고서가 발표되었다. 고혈압과 심근경색 사이의 유의미한 관계가 밝혀졌다. 고혈압이 심장발작을 일으키는 가장 위험한 요소로 지적되었다. 그리고 혈중 콜레스테롤의 수치가 높을수록 심근경색을 일으킬 확률이 높다는 대목이 기자들의 눈길을 끌었다. 당시 미국사회는 콜레스테롤을 범인으로 지목하는 데 필요한 완벽한 분위기를 갖추고 있었다. 2차 세계대전 후 경제적 번영은 미국사회의 유례없는 물질적 풍요를 안겨주고 있었다. 동시에 미국인들은 새롭게 나타난 질병들 때문에 의구심과 두려움을 갖기 시작하고 있었다. 콜레스테롤이 심근경색의 위험을 높일 수도 있다는 통계결과는 미국인들의 청교도적인 집단무의식을 자극하기에 충분했다. 그들은 식탁 위의 무절제함을 반성하고 스스로를 질타하며 포화지방의 포식이 증가 일로에 있는 심혈관의 원인임을 기정사실화했다. 에이즈가 처음 보도되었을 때 동성애가 에이즈의 원인으로 지목되었던 것과 비슷하다. 〈타임〉지의 표지는 달걀 두 개에 베이컨 한 조각을 얹은 사진에 '나쁜 소식입니다'라는 제목을 달았다. 지나치게 혀끝의 쾌락을 추구하여 기름진 음식만 찾다보니 신이 콜레스테롤을 보내 우리에게 벌을 준다는 투였다. 그러니 이제 버터, 치즈, 햄, 베이컨, 소시지, 스테이크와는 작별을 고해야 한다. 포화지방과의 전쟁을 선포한 것이다.

포화지방은 죄가 없다

아이젠하워 대통령은 심장질환의 가족력이 없었다. 1949년 담배를 끊은 이후로는 특별한 위험인자도 없었다. 규칙적으로 운동을 했으며 체중은 키에 비례하여 정상인 172파운드(78kg)를 유지했다. 혈압도 문제가 없었다. 콜레스테롤 레벨은 1955년 심장마비를 일으키기 직전의 수치가 165mg/dl로서 현재의 의사들도 안전하다고 여기는 범위 안에 있었다.

심장마비 이후 아이젠하워는 식사에 극도로 신경을 썼다. 1년에 열 차례 콜레스테롤 검사를 했다. 콜레스테롤 섭취를 피하기 위해 지방은 거의 먹지 않았다. 그의 식사는 콩기름이나 마가린으로 조리되었다. 아이젠하워 대통령은 마지막까지 콜레스테롤 수치를 안정적으로 유지했다. 콜레스테롤 수치가 안정적으로 유지되었음에도 불구하고 그는 결국 심장병으로 사망했다.

프레이밍햄 1차 조사에서 심장질환으로 사망한 사람들을 부검했을 때 분명히 콜레스테롤 플라크로 꽉 막힌 동맥이 확인되었다. 그러나 16년 후 2차 조사결과에서는 콜레스테롤 수치와 심장마비로 사망한 사람들 간의 통계적 상관관계는 발견되지 않았다. 콜레스테롤 수치가 내려간 사람들이 오히려 콜레스테롤 수치가 높은 사람들보다 심혈관 질환으로 더 많이 사망했다. 그럼에도 불구하고 이 사실은 대중에게 잘 알려지지 않았고 미국 의료계는 콜레스테롤 수치가 심혈관 질환의 위험요소임을 강조하는 기존의 가이드라인을 변경하지 않았다.

어째서 프레이밍햄 1차 조사와 2차 조사는 완전히 반대되는 결과가 나왔을까? 조사의 결과를 해석하는 과정에서 문제가 있었을 가능성이 제기되었다. 프랑스의 영양학자 피에르 베일은 보스턴의 역학자들이 통계 결과를 해석하는 데 오류가 있었음을 다음과 같은 예를 들어 설명해 주었다. 스웨덴은 유방암 발병률이 전 세계적으로 가장 높은 나라이다. 스웨덴 여자들은 발이 크다. 이 두 가지 통계를 연관지어 '발이 클수록 유방암에 잘 걸린다'라고 말할 수 있을까? 콜레스테롤 수치가 높다는 것은 문제 요소일 수 있지만 콜레스테롤이 심장질환의 원인이라고 단정할 만한 근거는 없었다. 콜레스테롤이 심장질환의 원인이라고 확정하려면 콜레스테롤 수치를 줄이면 심장질환으로 사망할 위험성이 감소한다는 걸 입증해야 한다. 이것을 수치로 입증한 연구 사례는 아직 보고되지 않았다. 그리고 많은 연구 결과들이 지질가설과 정면으로 배치된다.

지질가설의 전제는 '혈중 콜레스테롤의 증가가 혈관에 플라크를 쌓는다'이다. 증가한 혈중 콜레스테롤이 동맥 안쪽에 엉겨 붙어 쌓이면 결국엔 심장으로 가는 혈류를 막아서 심장마비를 일으키게 된다는 것이다. 심혈관 질환으로 사망한 사람들의 관상동맥에 플라크가 쌓여 있는 것이 확인된 바 있다. 과연 플라크의 원인이 콜레스테롤일까?

콜레스테롤이 혈관 플라크의 원인이라면 콜레스테롤 수치를 낮추는 약물을 투여했을 때 혈관에 플라크가 쌓이는 속도가 감소해야 한다. 2003년 〈미국 심장 저널American Journal of Cardiology〉에 발표된 연구에 따르면 약물을 이용해 환자들의 혈중 콜레스테롤을 성공적으로 낮출 수 있었으나 동맥에 플라크가 증가하는 것을 막지는 못했다. 연구자들은 피실험자들을 두 그룹으로 나누어 한쪽은 강한 콜레스테롤 강하제를, 한쪽은 약한 약물을 투여했다. 1년 후 두 그룹 모두 같은 9.2%의 플라크 증가를 보였다.

뉴욕 대학 병리학자인 메이어 텍슨 박사는 '지방과 콜레스테롤을 동맥경화의 원인으로 고발하는 것은 백혈구가 감염의 원인이라고 주장하는 것과 같다'라고 말했다. 콜레스테롤은 오히려 백혈구처럼 문제를 해결하려는 원군이라는 주장이다. 1950년대부터 현재까지 콜레스테롤을 연구했던 의학 리포트들 속에는 콜레스테롤이 심장병의 직접적인 원인이 아님을 시사하는 무수한 데이터들이 존재한다.

1957년의 미국의학협회지에 발표된 '관상동맥 클럽Anti-Coronary Club' 연구에서는 40세에서 59세 사이의 뉴욕 회사원을 두 그룹으로 나누어 각각 '신중한' 식단과 '대조군' 식단을 먹게 했다. '신중한' 식단의 피실험자들에게는 옥수수기름과 마가린, 그리고 아침식사용 시리얼, 닭고기, 생선을 주었다. '대조군'에는 아침식사로 달걀을 먹게 했고 하루 세 끼 소고기를 주었다. 그러자 '신중한' 식단에서 사망자가 8명 나왔고, 고기를 먹었던 대조군에서는 사망자가 나오지 않았다.

1965년 브리티시 메디컬 저널에 발표된 연구에서 연구자들은 이미 심장마비를 경험한 환자들을 두 그룹으로 나누어 첫 번째 그룹에는 옥수수기름을, 두 번째 그룹에는 포화지방인 동물성 기름을 주었다. 2년 후 옥수수기름을 먹은 그룹은 52%가 생존했다. 그러나 동물성 포화지방을 먹은 그룹은 75%가 생존했다. 사실상 오메가-6 지방산이 많은 식단의 위험성을 입증한 실험이었지만 당시 연구자들은 오메가-6 지방산의 존재를 알지 못했다.

콜레스테롤 유해론자들이 즐겨 인용한 논문 중에 데이비드 크리첸스키라는 연구자의 논문이 있다. 크리첸스키는 토끼에게 많은 양의 정제 콜레스테롤을 먹여 토끼의 혈관에 동맥경화를 유발해 보였다. 이 실험에는 많은 문제가 있었다. 풀만 먹는 동물인 토끼에게 동물성인 콜레스테롤을 먹인 것부터가 석연치 않은데다 토끼에게 먹인 정제 콜레스테롤이 일반적으로 음식물 속에 존재하는 형태가 아닌 산화 콜레스테롤이었다는 점 등이다. 토끼의 혈관 내벽에 콜레스테롤 플라크가 쌓여서 동맥경화가 생기기는 했지만 사람의 혈관에서 보이는 종류와는 다른 형태의 것이었다. 크리첸스키의 논문이 발표된 지 2년 후 지질가설은 서둘러 대중에 공표되었다.

지질가설은 왜 폭주기관차가 되었나?

지질가설이 본격적으로 미국 대중에게 소개된 것은 아이젠하워 대통령이 심장마비를 일으킨 다음 해인 1956년, 미국심장협회가 세 개의 주요 지상파 텔레비전에 특집 프로그램을 방송하면서부터였다. 패널로 나온 전문가들은 지질가설을 심장병의 원인으로 제시하면서 버터, 라드(돼지기름), 소고기와 달걀 대신 옥수수기름, 마가린, 닭고기, 시리얼을 먹으라고 추천했다.

식품회사들과 제약회사들에게는 천금 같은 기회였다. 바로 이듬해 식품회사들은 지질가설을 홍보하는 대규모 광고전에 돌입했다. 식물성 기름으로 만든 식품이 건강에 좋다는 캠페인성 광고들이 줄을 이었다. 식품회사 웨슨의 식용유 병에는 '당신의 심장을 위하여'라는 문구가 들어갔다. 의학 잡지에 실린 한 광고에서 웨슨은 자사의 식용유를 '콜레스테롤 강하제'로 표현했다. 마졸라사는 '옥수수기름이 건강에 좋다는 과학적 발견이 이루어졌습니다'라며 대중을 확신시켰다. 플레쉬맨사는 자사의 무염 마가린을 고혈압 환자들에게 추천했다. 저명한 의사들도 포화지방 대신 식물성 기름을 먹을 것을 적극 옹호하고 나섰다. 이런 광고들은 1980년대에 들어 다가 불포화지방이 암과 관련이 있다는 보고가 나올 때까지 줄기차게 계속되었다.

지질가설은 수억 달러의 새로운 시장을 만들어 냈다. 마가린은 버터의 대용품에서 어엿한 건강식품으로 각광받기 시작했다. 콜레스테롤을 낮추는 스타틴 계열의 약물은 세계에서 가장 많이 팔리는 약품이 되었다. 가공식품업자들은 상대적으로 고가였던 코코넛오일이나 동물성 지방 대신 값싼 옥수수기름을 사용하면서 엄청난 이득을 챙길 수 있었다. 지질가설의 타당성을 의심하게 하는 무수한 실험결과들이 제대로 주목을 받지 못하는 사이 이들 거대 기업들은 건강한 사람들을 환자로 만들면서 엄청난 이득을 챙겼다. 콜레스테롤이 누명을 벗기는 어려웠다. 지질가설은 누구도 세울 수 없는 폭주기관차로 돌변하고 있었다. 미국의학협회도 처음에는 지질가설의 상업화에 반대했다. 협회는 작금의 '반 지방, 반 콜레스테롤 기류는 무지하며 비생산적일 뿐 아니라 위험성도 있다'고 경고하고 나섰다. 그러나 협회는 곧 지질가설을 지지하고 방향을 선회했다. 1961년 협회는 최초의 대국민 음식섭취 가이드라인을 발표했다. 가이드라인은 포화지방을 불포화지방으로 교체할 것을 권고했다. 그리고 마침내 미 의회도 이 행렬에 가담했다. 1977년 상원 조지 맥거번 위원회는 '지방성분의 과도

한 섭취, 특히 포화지방의 섭취가 미국의 주요 사망원인 10개 중 6개와 관련 있다'고 결론지었다. 위원회는 미국인들이 버터와 돼지고기 기름과 텔로우(소고기기름) 등을 줄이고 대신 마가린과 옥수수기름을 먹을 것을 당부했다.

진짜 범인은 식물성 기름이었다

앞서 살펴본 것처럼 혈중 콜레스테롤의 증가와 심장질환 사이에 직접적인 관계가 있다는 증거는 빈약하다. 오히려 반대의 증거들이 더 많다. 다시 말해 심혈관 질환을 일으킨 범인이 콜레스테롤이 아니거나 적어도 콜레스테롤 하나만은 아니었다. 콜레스테롤은 우리 몸이 혈관 내벽의 상처에 대는 일종의 반창고인데 지나치게 많은 콜레스테롤이 달라붙어 혈관을 막게 되는 것은 오메가-6 지방산이 만드는 친염증성 아이코사노이드가 작용한 결과이다. 심혈관 질환은 콜레스테롤보다는 오메가-6와 더 깊은 관련이 있다.

당시의 전문가들 중에도 문제는 동물성 지방이 아니라 오히려 옥수수기름이라고 추정하는 사람이 있었다. 1956년 지질가설을 미국 대중들에게 처음 소개한 문제의 텔레비전 프로그램에는 저명한 심장전문의이자 아이젠하워 대통령의 주치의였던 더들리 화이트 박사가 출연하고 있었다. 그는 함께 출연한 패널들의 의견에 반대 입장을 표명하고 강력하게 이의를 제기했다. 그는 급증하는 심장병은 동물성 식품 때문이 아니라 오히려 급증한 식물성 기름 소비와 모종의 관련이 있다는 의견을 제시했다. 당시에 이미 콩, 옥수수, 해바라기씨 등에서 추출한 식물성 기름 소비는 급격히 증가한 반면 버터와 계란의 소비는 줄어들고 있었다. 1900년에서 1950년 사이 미국인의 마가린 사용은 네 배, 식물성 기름 사용은 세 배가 늘었고 계란 소비는 절반이 줄었다. 게다가 2차 세계대전 이후 식품 제조회사들이 상온에서 액체상태인 이들 식물성 기름에 수소를 첨가하여 고형화시킨 쇼트닝을 과자를 비롯한 가공식품에 널리 사용하면서 포화지방인 동물성 기름의 사용은 더 줄어들었다.

이렇게 동물성 지방의 소비가 확연히 줄어들고 있었음에도 불구하고 급증하는 심혈관 질환의 원인을 찾으려는 미국 의료계의 결론은 전혀 반대 방향으로 달려가고 있었다. 아쉽게도 화이트 박사의 견해는 다른 수많은 커다란 목소리들에 묻혀버렸다. 식물성 기름으로 전향한 것은 결코 좋은 선택이 아니었다. 화이트 박사를 포함하여 당시의 전문가들은 다가불포화지방산인 식물성 기름에도 상이한 성질을 지닌 여러 종류의 지방산이 존재하고 그중 어떤 것은 '악마의 기름'으로 불릴 만큼 위험할 수도 있다는 것을 알지 못했다.

슬픈 마가린 실험

프레이밍햄 연구 조사가 있은 후 자연스럽게 학계의 관심은 몸 안의 콜레스테롤을 낮추는 방법에 쏠렸다. 콜레스테롤이 범인인 것이 확실해진 이상 문제는 범인에게 수갑을 채우는 방법이었다. 혈중 콜레스테롤을 성공적으로 낮추기 위해 두 가지 방식이 대립했다. 하나는 식이요법, 다른 하나는 약물요법이었다. 식이요업을 주장하는 전문가들은 지원자들을 모집하여 동물성 기름 대신 식물성 기름을 제공하는 식단 실험들을 실시했다. 그중 유명한 것이 1970년대 말 미국 미네소타에서 있었던 이른바 '미네소타 실험'이다.

미네소타 연구에 참여한 미국 의사들은 표본으로 삼을 그룹을 선발했다. 남자 4,393명, 여자 4,664명의 대규모 실험집단이 만들어졌다. 그리고 각 그룹의 식생활을 5년 동안 세밀하게 통제하며 관찰하기로 했다. 대조그룹은 버터와 콜레스테롤이 풍부한 식생활을 계속했다. 실험그룹은 불포화지방인 식물성 기름이 풍부한 식생활로 변경했다. 두 그룹 모두 기름기가 많은 식단이었으나 그 기름의 종류가 달랐다. 많은 물량과 시간이 소요된 야심적인 실험이었다. 5년 후 기대했던 효과가 나타났다. 실험그룹의 콜레스테롤 수치가 내려간 것이 확인되었다. 그러나 문제는 다른 곳에서 발생했다. 실험그룹의 콜레스테롤 농도가 내려갔는데도 심혈관 질환으로 사망한 사망자 수는 오히려 증가한 것이다. 그 수가 의미심장할 정도는 아니었지만 석연치 않은 결과였다. 육류, 달걀, 유제품이 제외된 식단이 자신들의 건강을 지켜줄 것이라 믿었던 불행한 지원자들은 맛없는 식사를 하다가 다른 사람들보다 조금 더 일찍 죽었다.

그 후 이어진 수많은 비슷한 실험에서도 늘 같은 결과에 이르렀다.

식생활 조절을 통해 몸에 나쁘다는 콜레스테롤을 낮추는 것은 가능했다. 그러나 그것이 심혈관 질환 사망자 수에 영향을 미치는 일은 없었다. 의도한 것은 아니었지만 결과적으로 이 실험은 동물성 기름과 오메가-6가 풍부한 식물성 기름을 비교하는 것이었다. 동물성 기름을 먹은 사람들은 심장병 사망률에 영향이 없었지만 오메가-6 지방산을 많이 먹은 사람들은 결과적으로 사망률이 높아졌다.

프레이밍햄 조사에서 눈여겨보아야 할 점은 따로 있다. 프레이밍햄 사람들이 조사가 진행되는 동안 식이습관을 바꾸었다는 점이다. 1차 조사결과가 발표되면서 프레이밍햄 사람들도 버터보다는 마가린을 더 많이 먹게 되었다. 버터를 먹으면 심장병으로 죽는다는 말을 듣고도 버터를 먹을 사람이 어디 있겠는가? 더군다나 주기적으로 체중을 재고 혈액검사를 한다면 말이다. 마가린을 먹은 프레이밍햄 사람들의 콜레스테롤 수치는 감소했다. 그러나 심장질환 사망률은 오히려 이전보다 증가했다. 어찌된 일인지 콜레스테롤 수치 감소가 심혈관 질환 감소로까지 이어지지 않았던 것이다. 물론 이런 사실은 밖으로 알려지지 않았다. 지금에 와서 보면 프레이밍햄 연구는 콜레스테롤을 범인으로 지목하려는 강한 의도를 가졌던 것 같다. 만약 이런 의도가 없었다면 프레이밍햄 연구는 오히려 '오메가-6가 포함된 옥수수기름이 심장에 나쁘다'라는 결론을 도출했을 것이다.

실패로 끝난 콜레스테롤과의 전쟁

그들이 콜레스테롤과의 전쟁을 선포한 지 50년이 지났다. 그동안 미국을 비롯하여 콜레스테롤과의 전쟁에 참여한 프랑스와 영국의 동물성 지방 섭취는 상당한 폭으로 감소했다. 그러나 심장병은 이들 국가의 사망원인 1위 자리를 여전히 지키고 있고, 이들 국민들의 평균 몸무게도 줄어들지 않고 있다. 같은 기간 동안 전체 칼로리 섭취량이 감소했는데도 말이다.

전통식단을 버리고 현대적인 식용유를 채용한 사회에서는 예외 없이 건강상의 급격한 악화를 겪게 된다. 최근 인도에서는 심장병 발생률이 급속히 증가하고 있다. 인도인들이 갑자기 고기를 많이 먹게 되었다는 보고는 전혀 없다. 인도인들의 식단에 일어난 주요한 변화는 식용유이다. 인도인들은 조리용으로 먹던 전통적인 물소젖 버터 대신 식물성 식용유를 더 많이 먹고 있다.

현대적인 상업 식용유는 옥수수와 콩을 원료로 만들어진다. 인류가 전통적으로 먹어온 식용 기름은 이런 상업적인 기름과는 전혀 다른 성분이다. 각각의 문화권마다 오래 전부터 사용하던 식물성 기름들(씨앗에서 짜냈다는 뜻으로 종유라고도 한다.)이 있었다. 이들 식물성 기름들은 아마씨유, 들기름, 치아씨유 같은 것들로서 오메가-3 지방산이 주성분인 기름들이다. 지중해 지역에서는 올리브유를 주로 먹었는데 올리브유는 오메가-9 지방산이다. 반면에 대표적인 상업 식용유인 옥수수와 콩기름 그리고 포도씨유, 해바라기씨유, 면실유 등은 아주 최근에야 먹기 시작한 기름들로 오메가-6 지방산이 주성분이다.

오메가-3와 오메가-6는 모두 필수지방산이지만 세포 안에서 작용하는 방식은 전혀 다르다. 2001년 버나드 헤니그는 오메가-6의 과도함이 동맥을 구성하는 세포에 병리학적 변화를 유발하여 심장질환을 야기한다는 논문을 발표했다. 때를 같이 해서 오메가-3가 풍부한 기름을 먹었을 때는 심장병이 예방된다는 연구 결과들이 여러 의학 저널에 봇물 터지듯 발표되었다. '당신의 심장을 위하여' 먹으라던 옥수수기름이 실상은 심장을 해치는 기름으로 밝혀진 것이다.

마가린이 건강식품이 된 것은 담배가 처음 유럽에 소개되었을 때 '흡연이 건강에 좋다'라는 소문과 함께 퍼져 나갔던 것에 비견될 만한 오해였다. 마가린은 식물성 기름을 굳힌 것으로 보통 옥수수기름을 원료로 사용한다. 미국의 마가린 열풍에 힘입어 우리나라에도 마가린이 건강식품으로 소개되었다. 당시 마가린 포장지에는 예쁜 옥수수 그림이 그려져 있었다. 마가린은 콩과 옥수수 같은 오메가-6 씨앗들을 원료로 사용했기 때문에 오메가-6 쪽으로 치우친 식품이 될 수밖에 없었다. 게다가 마가린에는 제조 방법상의 문제도 있었다. 액체인 옥수수기름을 버터처럼 보이기 위해 고형화하는 과정에서 수소를 첨가했는데, 이 과정에서 부족하나마 얼마간 존재하던 오메가-3 지방산은 대부분 사라졌다. 결과적으로 마가린은 오메가-6 지방산만으로 구성된 매우 독특한 식품이 되었다.

모든 종류의 지방을 한 가지 부정적인 카테고리로 분류해 버린 것은 커다란 실수였음이 드러나고 있다. 지방과 기름에는 수많은 종류가 있고 그중에는 좋은 것들도 있다는 사실이 간과되었다. 어떤 지방은 심장병을 유발하지만 어떤 지방은 심장병을 치유하기도 한다. 어떤 고기는 우리를 살찌게 하지만 어떤 고기는 날씬하게 하는 데 도움을 준다. 우울증과 관절염을 악화시키는 버터도 있고 치유하는 버터도 있다. 골다공증을 악화시키는 우유도 있고 치유하는 우유도 있다.

이상한 피시버거

오메가-3 지방산 분야의 세계적인 석학인 아르테미스 시모폴로스 박사는 매우 재미있는 실험 이야기 한 가지를 들려주었다. 그녀와 동료들은 유명 패스트푸드 체인에서 판매하는 피시버거를 수거하여 지방산 분석을 했다. 생선을 사용했으므로 오메가-3 지방산이 많이 나올 것으로 예상했는데 결과는 뜻밖이었다. DHA와 EPA 같은 생선의 오메가-3 지방산은 거의 검출되지 않았다. 검출된 기름은 대부분 오메가-6 지방산이었다. 시모폴로스 박사팀은 현장조사를 통해 이 회사는 피시버거에 사용할 생선을 압착하여 기름을 뺀 뒤 체인점에 공급하고 있다는 것을 알게 되었다. 기름이 빠진 상태로 보관되다가 주문이 들어오면 식물성 기름에 튀겨 손님에게 서빙 된다. 그러므로 피시버거를 먹을 때 섭취하는 기름은 모두 식용유인 셈이다. 이 회사는 튀김용으로 옥수수와 콩기름을 섞어서 사용하고 있었다. 이 회사가 생선에서 기름을 빼 유통하는 이유는 보관기간을 늘리기 위해서였다. 오메가-3 지방산은 빨리 상하기 때문이다. 패스트푸드에 남은 마지막 오메가-3 메뉴일 것이라고 믿었던 피시버거에도 오메가-3는 없었던 것이다.

선사시대에 살았던 우리 조상들은 몸에 필요한 긴 사슬의 다가불포화지방산 DHA와 EPA 등을 야생고기와 생선을 통해 충분히 섭취하였으므로 식물성 기름으로부터 DHA와 EPA를 합성할 필요가 거의 없었다. 그래서 정상적인 사람은 식물성 불포화지방산을 동물성 불포화지방산으로 변환하는 효율이 그다지 높지 않다. 연구자들마다 변환율에 대한 정보가 다른데 식물성 오메가 지방산을 몸에 맞는 형태인 동물성으로 바꾸는 변환율은 0.6% 정도에서 최고 30%에 이른다. 변환율이 낮다면 식물성 기름을 조금 먹는 것이 그다지 문제가 되지는 않을 것이다. 하지만 변환율이 30%라면 문제는 매우 심각해진다. 옥수수기름에 튀긴 감자튀김 한 봉지로도 다량의 아라키돈산이 만들어지고 장기적으로 이런 식습관은 각종 성인병의 원인이 되는 만성염증을 유발할 수도 있다.

우리 몸에는 식물성 오메가-6인 리놀렌산으로부터 동물성 오메가-6인 아라키돈산을, 식물성 오메가-3인 알파 리놀렌산으로부터 동물성 오메가-3인 DHA와 EPA를 합성해 내는 효소가 있다. 델타-5와 델타-6 디세추라제이다. 두 효소는 오메가-6와 오메가-3 지방산을 구별하지 못하기 때문에 말 그대로 '걸리는 대로' 작업을 한다. 때문에 오메가-6 지방산을 많이 먹으면 아라키돈산이 많이 만들어진다.

델타-5와 델타-6 디세추라제는 24시간 계속해서 작용하는 것이 아니라 일정한 조건에 맞추어 작용을 한다는 사실이 밝혀졌다. 두 효소의 작용은 인슐린 레벨과 밀접한 관계가 있다. 두 효소는 인슐린 레벨이 높을 때 작동한다. 인슐린 레벨이 높으면 델타-5와 델타-6 디세추라제는 24시간 작동하여 옥수수기름을 아라키돈산으로 바꾸어 놓는다. 과도한 아라키돈산은 지방을 쌓고 염증 반응을 일으킨다.

인슐린은 인슐린 저항성이 높아질 때 많이 분비된다. 인슐린 저항은 세포가 정상적인 양의 인슐린에는 반응하지 않아서 췌장에서 점점 더 많은 인슐린을 분비하는 상태이다. 인슐린 저항이 발생하는 원인에 대해서는 많은 이유가 있지만 그중에서도 중요한 것은 지나친 단순당의 섭취이다. 옥수수전분을 이용해 만들어진 값싼 고과당 시럽으로 인해 우리는 지나치게 많은 양의 단순당을 먹게 되었다. 결과적으로 높은 인슐린 상태가 오래 유지되고 이 상태에서 옥수수기름의 리놀렌산은 빠르게 아라키돈산으로 바뀌고 아라키돈산은 포화지방과 탄수화물을 지방세포로 끌어들인다. 식물성 기름이 건강을 난타하는 무서운 적이 된 것은 우리가 거의 매일 많은 양의 당분과 탄수화물을 오메가-6 성분의 기름과 함께 먹기 때문이다.

식물성 식용유에 환호한 산업

식물성 오메가-6의 융단폭격은 현대적인 식용유의 출현과 함께 시작되었다. 그 선봉은 물론 옥수수기름이다. 옥수수에서 기름을 짜내기 시작한 것은 1898년부터이다. 옥수수 1킬로그램을 짜내면 28그램의 기름을 얻는다. 항산화물질도 비타민도 미네랄도 없는 오메가-6 지방산과 약간의 포화지방이다. 콩기름도 역시 오메가-6 기름이다.

식용유와 마가린의 원료로 콩과 옥수수가 선택된 것은 값이 쌌기 때문이다. 콩과 옥수수는 기계화 재배에 알맞고 화학비료와 농약을 잘 받아들인다. 콩과 옥수수가 대표적인 GMO 작물이 된 것도 이런 이유에서이다. 반대로 어떤 작물은 화학비료를 퍼부어도 좀처럼 생산량이 증가하지 않는다. 생산량이 적다는 것은 오메가-3를 다량으로 포함한 식물들이 산업화 시대에 갖는 취약점이었다. 낮은 생산량의 문제는 남미대륙의 대표적인 오메가-3 식물인 치아를 연구하는 학자들의 가장 큰 고민이기도 하다.

풍부한 생산량을 바탕으로 옥수수기름은 식품업계 전반에서 가장 주요한 기름이 되었다. 마가린을 먹지 않는 사람들도 옥수수기름을 피해 나갈 수는 없었다. 옥수수기름은 쇼트닝의 형태로 가공되어 각종 과자와 가공식품에 사용되기 시작했다. 이 과정에서도 오메가-3 지방산은 의도적으로 제거되었다. 오메가-3 지방산은 쉽게 산화하거나 부패하기 때문에 식품업자들은 식물성 기름의 오메가-3 지방산을 철저히 제거했다. 이로써 사람들은 느닷없이 오메가-6를 다량으로 섭취하기 시작했다. 이것은 인류의 식문화에 전례가 없는 일이었다.

정제 식용유는 식품업계의 큰 환영을 받았다. 찌꺼기도 없고 향도 없었으므로 튀김용으로 사용하면 깔끔했다. 2차 세계대전 이후 수소 첨가 반응기술이 상용화되면서 모든 식용유의 제조 원료는 식물성으로 전환되었다. 수소가 첨가된 식물성 경화유는 가공 적성이 탁월하여 각종 제과 및 튀김류에 응용되어 왔다. 콩기름에 수소를 첨가하면 반고체 모양으로 바뀌는데 이 과정에서 10% 정도 포함되어 있던 오메가-3가 제거된다. 이것이 식물성 경화유인 쇼트닝이다. 반고체 상태인 경화유는 액체보다 다루기 쉽고 오메가-3 지방산이 제거되어 쉽게 산패하지 않는다. 식물성 쇼트닝은 제과제빵 업계의 주된 기름이 되었고 전통적으로 사용되었던 돼지기름(라드)과 소고기기름(텔로우)은 빠르게 식물성 식용유로 대체되었다.

맥도널드는 감자튀김용으로 소고기기름을 사용했지만 요즘은 옥수수기름과 콩기름을 섞어서 사용한다. 소비자들은 기름이 바뀐 사실을 눈치 채지 못했는데 소고기기름의 원래 맛을 유지하기 위해 인공향료를 첨가했기 때문이다. 오메가-6 지방산인 식물성 식용유는 가공하면 치즈 형태로도 만들어진다. 우리나라의 일부 저가형 피자업체는 이런 싸구

> **슈퍼마켓의 오메가-6**
>
> 슈퍼마켓 전체를 놓고 볼 때 오메가-6와 오메가-3의 비율은 대략 20:1이다. 슈퍼마켓에 채소나 고기가 없을 때도 이 비율은 변하지 않는다. 그 이유는 부분 수소화 처리된 식물성 기름 때문이다. 오메가-3는 거의 없고 포화지방과 오메가-6 지방산으로 구성된 이 기름들은 라벨에 보통 대두경화유로 적혀 있다. 대두경화유는 거의 모든 과자, 빵 심지어 사탕과 초콜릿에 들어간다. 사탕의 25%가 지방이고 초콜릿에도 다량의 기름이 들어간다. 사탕과 초콜릿은 오메가-6 지방산 식품이다. 과자와 빵도 오메가-6 식품이다. 특히 쿠키류는 더 많은 식물성 기름이 들어간다.

려 치즈 대용품들을 사용하기도 한다. 오메가-6 식용유들은 이제 점점 더 많이 사용되고 있다.

1970년대 이후 우리나라에 본격적으로 보급된 식용유는 전통적인 들기름의 영역을 침범하면서 사용량이 늘어났다. 콩과 옥수수를 원료로 만들어진 정제 식용유는 싸고 흔해서 기름 자체의 소비를 늘려갔다. 한식에는 튀김요리가 없지만 튀김 음식들이 대거 등장했다. 당연히 오메가-6 기름의 소비는 큰 폭으로 증가했다. 현재 가정에서나 식당에서, 그리고 가공식품 공장에서 리놀렌산이 주성분인 오메가-6 기름은 가장 널리 사용되고 있다.

좋은 기름과 나쁜 기름

한 나라의 음식문화에는 오랫동안 사용한 고유의 기름들이 있다. 한국과 중국에는 들기름이 있었다. 참기름은 사용량이 적었고 콩기름은 유과를 만든다거나 하는 경우처럼 기름을 대량으로 써야 하는 예외적인 경우에 한해서 사용되었던 기름으로 일상적인 기름은 아니었다. 들기름은 일상적으로 사용된 기름으로 사용량이 많았다. 들기름의 주성분은 알파 올레인산으로 오메가-3 지방산이다.

전형적인 시골 상차림을 발굴하여 잔잔한 재미를 주는 〈양희은의 시골밥상〉이란 프로그램에서 시골 할머니들이 나물을 볶거나 무칠 때 들기름을 넣는 모습을 보면 아낌없이 듬뿍듬뿍 넣는 것을 자주 본다. 들기름이 오메가-3 지방산이라는 것을 알게 된 후 이 프로그램을 볼 때마다 할머니들이 들기름을 아끼지 않고 풍성하게 사용하는 모습을 보면서 새삼 조상들의 지혜에 감탄한다. 한국의 식문화에서 들기름은 매우 중요한 오메가-3의 공급원이었다.

들깨는 쌀, 콩과 함께 황하문명의 근간이 된 씨앗이었다. 들깨와 아마씨같은 곡물들은 농업의 시작과 함께 작물화되었다. 이들 곡물은 가루를 내서 먹었고 기름을 짜는 법을 터득한 이후에는 더욱 중요해졌다. 아마는 메소포타미아에서 농업이 시작된 직후인 8천 년 전부터 사용되기 시작했다. 그리스인들은 아마씨를 갈아서 빵에 넣었다. 아마유는 유럽에서 가장 중요한 기름이었다. 그리고 아메리카 대륙에서 재배된 유일한 기름용 작물은 치아였다. 들깨, 아마, 치아는 모두 오메가-3가 주성분이다. 인류가 오랫동안 먹어온 이들 기름이 모두 오메가-3 지방산이라는 것은 우연의 일치일까?

신석기 시대, 농업의 시작과 함께 인류는 영양학적 위기를 겪었다. 초기 농경인들의 출토 유골을 보면 인접한 수렵채집인들에 비해 신장과 체구가 훨씬 작았다. 수렵채집인들은 평균 2천 종의 동식물을 먹었던 것으로 추정된다. 이들이 이용했던 음식에는 거미와 굼벵이같이 농경민들이 기겁했던 것들도 포함되어 있었지만 수렵채집인들의 식단은 영양학적으로 볼 때 농경민들의 그것에 비해 우월했다. 농업의 시작에 관한 최근 연구들은 수렵채집인들은 피치 못할 막다른 상황에서야 비로서 농업으로 전향했다는 것을 밝히고 있다. 농업을 시작한 원인은 인구증가로 인한 식량부족이었을 것이다.

곡물을 재배하여 먹기 시작함으로써 초기 농경민들은 두 가지 시련을 겪었다. 갑자기 늘어난 탄수화물 섭취에 적응하는 것과 질적으로 충족되지 못한 영양분을 공급하는 일이었다. 전자의 경우 적자생존의 원칙이 적용되었다. 고 탄수화물 음식에 잘 적응한 사람들의 후손만이 살아남을 수 있었다. 후자의 경우 세련된 음식문화가 도움이 되었다. 어느 지역에서나 농업은 탄수화물 작물과 단백질 작물 한 쌍으로 발생한 후 오메가-3 작물을 추가함으로써 완성되었다. 황하에서는 쌀과 메주콩, 메소포타미아에서는 밀과 완두콩으로 농업이 시작된 직후 이들 문화에는 대략 같은 시간차를 두고 각각 들깨와 아마가 주요작물로 추가되었다.

오메가-3 작물이 중요했던 것은 농업으로 인해 오메가-3의 섭취는 줄고 오메가-6의 섭취가 증가했기 때문이다. 쌀과 콩 같은 곡물은 오메가-6의 함량이 높다. 생선과 고기 같이 오메가-3가 풍부한 음식은 귀했다. 초기 농경민들은 갑자기 늘어난 탄수화물뿐 아니라 오메가-6의 과잉에도 대처해야 했다. 농경문화가 선택한 들깨와 아마 같은 기름용 씨앗들이 모두 오메가-3가 주성분이었던 것은 우연이 아니다.

그러므로 어떤 기름이 좋은 기름인지 나쁜 기름인지 구별하는 가장 좋은 방법은 그 기름의 역사가 깊은지 얕은지를 알아보는 것이다. 어떤 식물성 식용유가 수천 년의 역사를 갖고 있지 않다면 그 기름은 건강에 좋지 않다고 단언할 수 있다. 옥수수기름, 콩기름, 해바라기씨유, 면실유, 포도씨유 등 식용유로 많이 사용되는 기름들은 1950년대 이후에야 식단에 등장했다. 이들 최근에 사용되기 시작한 기름들은 모두 오메가-6 지방산이 주성분이다.

먹어도 되는 기름

1. 버터 방목한 소에서 짠 우유로 만든 버터는 매우 좋은 식품이다. 버터의 포화지방은 사슬이 짧아서 몸에 쌓이기보다는 에너지로 사용된다. 풀 먹인 버터는 오메가-3 지방산과 CLA 함유량이 높다.

2. 코코넛오일 식물성 포화지방인 코코넛오일은 대형 가축이 없었던 열대지방의 원주민들에게 소중한 포화지방 공급원이었다. 높은 온도에서도 안정적이므로 요리용으로 좋다. 주성분은 중사슬 지방산인 라우르산(Lauric acid)으로서 모유에 풍부한 성분이며 HDL 콜레스테롤을 높인다는 보고가 있다. 면역력을 강화하는 성분 등 건강에 이로운 성분들이 들어 있다.

3. 들기름 오메가-3 지방산이 주성분인 대표적인 식물성 기름. 한국의 전통 식문화에서 중요한 역할을 했다. 오메가-6 식품의 범람으로 들기름의 중요성은 더욱 강조될 것이다.

4. 참기름 올리브유의 주성분인 올레인산과 오메가-6 지방산인 리놀렌산이 5:5의 비율로 주성분을 이루고 있다. 강력한 항산화물질이 들어 있어 상온에서도 쉽게 산패하지 않는다. 전통적인 방식으로 짠 참기름은 미량 영양소와 항산화 물질 등 건강에 이로운 성분들이 많다. 참기름에 포함된 오메가-6 지방산에도 불구하고 참기름이 추천된 이유는 올레인산이 오메가-6의 부작용을 상쇄하고 각종 파이토케미컬(식물을 활성화하는 물질)이 주는 이로움이 크기 때문이다. 다만 우리 선조들처럼 조금씩만 사용하자.

5. 아마씨유 오메가-3 지방산 비율이 가장 높은 식물성 기름. 유럽에서 중요한 오메가-3 공급원으로 사용되었다.

6. 올리브유 오메가-9 지방산이 주성분으로 항산화제 등 다양한 성분들이 건강에 도움을 준다. 반드시 비가열 방식(라벨에 cold press 라고 쓰여 있다.)으로 짜낸 엑스트라 버진급 오일만을 써야 한다. 강한 향이 느껴지는 것이라야

한다. 화학적 방식으로 추출하여 정제한 올리브유는 도움이 되지 않는다. 가급적 익히지 않고 먹는 것이 좋다. 올리브유가 건강에 도움이 되는 것은 기름에 포함된 파이토케미컬과의 상승작용 때문임을 명심하라.

7. 생선기름 오메가-3 보충제로 팔리는 생선기름 캡슐은 먹어도 된다. 다만 중금속 등 불순물을 제거한 것인지 확인해야 한다. 물범처럼 먹이사슬의 위쪽에 있는 동물들일수록 중금속 오염도가 높다. 오메가-3를 섭취하기 위해 생선기름 캡슐을 먹는 것은 임시방편일 뿐 중요한 것은 식단 자체를 개선하는 것이다.

절대로 피해야 할 기름

1. 옥수수기름 오메가-6 지방산 비율이 높다.

2. 면실유 오메가-6 지방산이며 심한 가공 공정을 거친다.

3. 해바라기씨유 오메가-6 지방산이 주성분이다.

4. 카놀라유 오메가-3 지방산이 들어 있기는 하지만 수입 카놀라유는 대부분 심한 정제 공정을 거치는데다가 유전자 변형 유채로 만들어진다.

5. 콩기름 정제유 시판되는 많은 식용유가 여기에 속한다. 오메가-6 지방산 비율이 지나치게 높다. 정제한 기름은 정제 설탕처럼 건강에 해롭다.

6. 수소첨가 경화유 당신의 DNA를 위협하는 유해물질이다. 절대로 먹으면 안 된다.

7. 트랜스 지방 수소첨가 경화유를 만들 때 부산물로 만들어진다. 유해물질이다.

8. 쇼트닝 수소첨가 경화유의 일종으로 트랜스 지방이 들어 있을 가능성이 높다. 유해물질이다.

콜레스테롤을 낮추는 소고기

10

이로써 마침내 나는 확신할 수 있었다. 고기도 충분히 건강한 음식이 될 수 있다. 다만 우리가 가축에게 무엇을 먹이는가에 따라 다를 뿐이다. 건강한 고기를 위한 필수조건이 무엇인지도 확신할 수 있었다. 우리가 현재 먹고 있는 고기와 과거의 고기는 질적으로 다르다. 아메리카 인디언들이 먹었던 들소 고기와 현재의 미국산 소고기 역시 완전히 다른 고기이다. 마찬가지로 우유와 버터, 그리고 달걀까지 가축이 먹는 사료에 따라 질적으로 전혀 달라지는 것이다.

세상에서 가장 행복한 실험

　2010년 여름 강원대학교에서는 12명의 학생을 대상으로 특별한 실험이 준비되고 있었다. 실험을 준비한 사람은 동물생명공학과 박병성 교수. 실험 준비물은 일반 마트에서 구입한 수입산 소고기 2,400그램이었다. 이것을 보통 음식점에서 파는 1인분 분량으로 잘라 학생들에게 나눠주었다. 소고기 외에도 몇 가지 채소와 흰 쌀밥도 주어졌다. 고기를 굽는 데 별다른 제약은 없었다. 먹는 것도 마찬가지로 평소에 먹던 대로 먹으면 되었다. 채소와 함께 먹어도 좋고 그냥 먹어도 좋았다. 다만, 주어진 고기는 다 먹어야 한다. 실험이 시작된 지 40여 분, 식탁은 깨끗하게 비워졌다. 소고기로 배를 채운 학생들은 부러움을 사며 자리를 떠났다.

　다음 날 아침, 학생들은 공복상태에서 다시 모였다. 혈액검사를 위해 채혈이 이뤄졌다. 전날 소고기를 먹기 전에도 한 차례 채혈이 이뤄졌다. 소고기를 먹기 전과 먹은 후의 변화를 알아보는 실험이다. 실험을 설계한 박병성 교수가 주목한 것은 이른바 '나쁜 콜레스테롤'이라 불리는 LDL 콜레스테롤의 변화였다. 소고기를 먹은 후, 실험대상자 12명 중 9명의 LDL 콜레스테롤이 증가했다. 증가폭은 21%였다.

　박병성 교수는 이 소고기의 지방산 구성 비율을 분석했다. 지방산을 분석하기 위해서는 소고기를 갈아서 순수지방만을 분리해 내야 한다. 분석결과 학생들이 먹은 수입 소고기의 오메가-6와 오메가-3의 비율은 108:1. 이 소고기에는 오메가-3 지방산은 거의 들어 있지 않았다.

　박병성 교수는 소고기의 지방산 비율에 따라서 소고기 섭취 후 LDL 콜레스테롤이 올라가기도 하고 떨어지기도 한다고 믿고 있었다. 앞서 살펴본 것처럼 동맥경화는 LDL 콜레스테롤이 염증 반응을 만났을 때 생긴다. 소고기를 먹은 후 콜레스테롤이 증가하지 않고 오히려 감소한다면 그 소고기는 질적으로 우월하다는 것을 증명할 수 있을 터였다. 게다가 그 소고기에 오메가-6는 적고 대신 오메가-3가 많이 들어 있다면 '몸에 좋은 소고기'라 불러도 무방할 것이다.

　이 실험은 그가 오래 전부터 계획한 오메가-3 강화사료 연구의 첫 번째 임상실험이었다. 소에게 오메가-3가 풍부한 먹이를 먹여 고기에 오메가-3 함량이 높아지면 그 고기를 먹었을 때 LDL 콜레스테롤이 낮아질 수도 있음을 입증하려는 것이었다. 박 교수의 실험이 성공하려면 오메가-3가 풍부한 사료가 있어야 한다. 박 교수는 이미 소에게 먹일 오메가-3 강화사료를 만들어 놓고 있었다. 오메가-3 사료를 먹인 소고기가 나오는 대로 같은 학생들을 대상으로 소고기를 먹는 실험을 다시 할 예정이었다. 우리가 맞는다면, 새로운 소고기를 먹은 학생들의 LDL 콜레스테롤 수치는 올라가지 않아야 한다.

　고기의 미래를 판가름할지도 모를 결정적인 두 번째 실험 이야기를 하기 전에 박병성 교수와 우리 취재팀이 오메가-3 강화사료를 만들기까지의 과정을 설명하는 것이 순서일 것 같다. 이것은 우리 축산의 현실을 인정하고 가능한 가장 실용적인 해결책을 모색하는 긴 여정이었다.

축산농가의 현실

축산농가 중 풀이 가장 많이 필요한 곳은 소농가이다. 소가 원래 풀을 먹는 동물이기 때문이다. 꼴은 어디서 베는지에 따라 논두렁에서 베면 두렁꼴, 강가에서 베면 갈꼴, 산에서 베면 산꼴 등으로 불린다. 요즘은 논두렁은 물론 산에도 강가에도 소에게 먹일만한 풀이 없다. 두렁꼴은 농약 때문에 먹일 수 없는 풀이 되었고, 산에서 땔나무를 채취하지 않게 되자 산꼴도 사라지게 되었다. 무성해진 나무가 짙은 그늘을 만들어 풀이 자라지 못하게 된 것이다. 농부들은 아직 소가 좋아하던 풀들의 이름을 선명하게 기억하고 있었다. 하지만 소들은 그 풀들을 먹고 있지 않았다.

70%가 산지인 우리나라는 초지로 활용 가능한 땅이 애초부터 부족한 나라이다. 강원도 홍천군 내촌면, 한우 100마리를 키우는 농가에서 주인아저씨와 이른 아침부터 밤까지 온종일 같이 움직이며 밀착 취재를 했다. 이곳에서 나는 우리 한우농가의 현실과 맞닥뜨렸다.

소들은 아침 6시에 아침을 먹었다. 주인아저씨가 배합사료 포대를 뜯어서 구유에 쏟아 붓는 것으로 아침을 주는 일은 간단히 끝났다. 소 100마리의 먹이를 주는 데 10분이 채 걸리지 않았다. 일반적으로 농우사료라고 부르는 배합사료에는 옥수수가 50%, 콩기름 찌꺼기가 30%, 나머지 밀기울과 기타 비타민 등이 섞여 있다. 예전에 내가 이곳에서 자랄 때는 저녁에 먹이고 남은 꼴을 주거나, 겨울철이면 쇠죽을 끓여 주었다. 쇠죽은 볏짚을 쌀뜨물에 넣고 푹 끓인 것이다.

소들이 먹고 있는 배합사료를 자세히 들여다보았다. 사료의 주성분인 옥수수는 압착 롤러로 깨뜨려 뜨거운 수증기로 쪄낸 것이다. 옥수수 낱알은 크기가 일반 옥수수의 두 배 정도로 컸다. 흔히 B2라고 불리는 미국산 산업용 옥수수다. 제초제와 해충에 내성을 갖게 만든 유전자 조작 옥수수일 수도 있고 단순한 개량종일 수도 있다. 미국은 산업용 옥수수에서 굳이 두 가지를 구별하지 않는다. 몇 개를 집어서 먹어보았다. 거칠어서 식감이 좋진 않았지만 희미하게 옥수수 맛이 났다. 롤러로 으깬 것은 소화를 돕기 위해서이다. 통 알곡으로 주면 장기를 그냥 지나쳐 소화되지 않고 배설된다.

옥수수 사이에 굵은 스파게티 가닥을 짧게 잘라 놓은 모양의 사료가 섞여 있다. 펠릿 사료다. 콩기름 공장에서 기름을 짜고 난 찌꺼기인 콩깻묵에 밀기울, 비타민과 미네랄 제제 등을 섞어 만든 것이다. 밀기울을 넣는 것은 섬유질을 보충해 주기 위해서다. 호기 있게 한 줌 집어 입에 넣었다가 역겨워 바로 뱉어버리고 말았다.

배합사료는 성장단계에 맞추어 젖을 뗀 송아지가 먹는 사료, 육성기용 사료, 비육기용 사료로 구별되었다. 송아지용은 먹기 좋게 가루로 되어 있었다. 육성기용은 섬유질의 비율이 높아서 골격과 내장을 키운다. 비육기용은 옥수수 비율을 높여서 살을 찌운다.

소들이 배합사료를 다 먹고 나면 풀사료를 준다. 농장 한쪽에 직육면체로 단단히 묶인 건초더미가 쌓여 있다. 중국산 수입 티모시 건초다. 비육기 기준으로 하루에 700그램 정도를 주고 있었다. 배합사료를 하루에 10킬로그램 먹이는 것에 비하면 보잘것없는 양이다. 마음

이야 듬뿍듬뿍 주고 싶지만 가격이 너무 비싸 그럴 수가 없다. 수입건초가 옥수수나 배합사료보다 더 비싸다. 그래서 수입건초를 사용하는 농가는 많지 않다. 건초를 주고 난 후 마지막으로 볏짚을 놓아준다. 이 농장에서는 볏짚을 하루에 1킬로그램 정도씩 주고 있다.

소에게 주는 짚은 흙이 묻어 있지 않고 색깔이 노래야 좋다. 강원도 홍천에서 소 50마리를 키우는 한 농부의 가장 큰 고민은 짚을 구하는 문제다. 벼농사를 많이 짓는 농가는 짚을 자체 조달하지만 논이 없는 이 농부는 멀리 충청도까지 가서 짚을 구해 오기도 한다. 홍천의 농부들은 소에게 풀이나 짚을 많이 먹이지 못하는 것을 안타까워하고 있었다. 한국의 농부들이 소를 키워내는 방식은 규모는 작지만 피드롯 방식의 공장형 축산이었다. 어딜 가나 소들은 우리에 가두어진 채 옥수수사료를 먹는다.

그럼에도 불구하고 한우농가의 소들은 미국의 피드롯보다는 훨씬 좋은 대접을 받는다. 우리 농부들은 재산목록 1호이자 반려동물이던 농경사회의 전통에 따라 애정으로 소를 돌본다. 사료에서 옥수수가 차지하는 비율이 50%를 넘지 않는 것도 큰 차이이다. 미국의 피드롯은 옥수수 비율이 최고 90%에 이른다. 한우는 피드롯 소보다 볏짚 같은 섬유질 먹이를 더 많이 먹는다.

이런 차이는 고기의 질에서도 드러난다. 한우는 미국산 소고기에 비해 올레인산 함량이 높고, 만족할 만한 수준에는 훨씬 못 미치지만 오메가-3 지방산 함량도 더 많다. 올레인산은 단일불포화지방산으로 고기의 맛을 좋게 할 뿐 아니라 오메가-3 지방산과 상승작용을 일으켜 LDL 콜레스테롤을 낮춰 준다. 박병성 교수에게 부탁해서 미국산 수입 소고기와 한우의 오메가-6와 오메가-3 지방산 비율을 비교해 보았다. 미국산은 100:1, 한우는 60:1이었다.

압도적인 오메가-3가 필요하다

축산농가에 풀이 필요한 가장 큰 이유는 옥수수사료의 오메가-6 문제를 해결해야 하기 때문이다. 오메가 지방산의 문제는 옥수수사료를 줄이고 풀사료를 늘려 어느 정도 해결할 수 있지 않을까? 그러기 위해서는 오메가-3가 고단위로 함유된 특별한 풀이 있어야 한다. 그리고 그 풀을 대량으로 쉽게 구할 수 있어야 한다.

우리는 강원도 지역에서 자생하는 풀들의 오메가 지방산을 분석해 보았다. 과연 이 안에서 축산 현실을 타개할 방법을 찾을 수 있을까? 분석결과 채집한 들풀의 오메가-6와 오메가-3의 비율은 1:10 정도로 오메가-3가 많았다. 풀은 오메가-3의 원천이다. 그러나 양이 문제였다. 들풀의 잎에 포함된 오메가-3의 양은 0.1% 정도에 불과했다. 풀만 먹이면 당연히 오메가-3가 많은 고기를 얻을 수 있다. 그러나 풀만으로는 현재 규모의 생산량을 이어갈 수 없다. 현실의 축산은 어느 정도의 옥수수사료와 병행할 수밖에 없다. 옥수수에는 칼로리 기준으로 4%의 오메가-6가 들어 있다. 그 압도적인 오메가-6를 극복하기 위해서는 압도적인 오메가-3가 필요하다.

멕시코의 지혜, 치아

나는 한 가지 궁금증이 생겼다. 옥수수의 원산지인 멕시코에서 옥수수를 주식으로 먹고 살았던 인디오들은 오메가 지방산의 불균형 문제를 어떻게 해결했을까? 그들은 이 문제에 대한 답을 알고 있지 않을까?

스페인이 멕시코를 침략했을 당시, 많은 인디오들은 깊은 산속으로 숨어들었다. 그리고 끝까지 자신들의 생활방식을 지켜냈다. 멕시코 북부의 따라우마라 고산지역은 광대하고 험준한 산악지역이다. 이곳에는 라라무리라고 불리는 인디오 부족이 살고 있다. 라라무리는 '달리는 사람들'이라는 뜻이다. 라라무리라는 이름이 세상에 알려진 것은 10여 년 전 나이키가 주최한 극한 마라톤 대회에서 내로라 하는 장거리 선수들을 제치고 마흔 살 나이의 평범한 라라무리족 농부가 우승을 차지하면서부터이다. 그 후 많은 달리기 선수들이 라라무리의 주법을 배우기 위해 따라우마라 산지를 찾았다. 그러나 은둔하여 숨어 지내는 이들을 만나는 것은 쉽지 않았다. 지금까지 라라무리는 전설의 달리기 부족으로 베일에 싸인 채 신비로운 존재로 남아 있다.

내가 라라무리의 존재를 알게 된 것도 그들의 비범한 장거리 달리기 능력 때문이었다. 나는 미국의 달리기 예찬론자인 크리스터퍼 맥두걸이 쓴 글을 통해서 라라무리들이 옥수수와 함께 지금은 잊혀진 고대의 곡물인 '치아'를 상식한다는 것을 알게 되었다. 맥두걸은 치아로 만든 라라무리의 전통음식을 '몇 모금만 마셔도 하루 종일 쉬지 않고 달리게 해주는 특별한 영양음료'라고 적고 있었다.

치아의 영양성분을 알아보기 위해 전문가를 찾았다. 꽤 오랜 시간이 걸려 간신히 치아를 연구하는 농업전문가를 만날 수 있었다. 멕시코 모렐로스 국립대학 생물학과 우고 사갈 말도라도 교수는 멕시코에서도 몇 안 되는 치아 전문가이다. 그는 아프리카를 비롯한 개발도상국가의 영양문제를 해결하는 데 치아가 큰 역할을 할 가능성에 주목하고 있었다.

치아는 멕시코가 원산지인 열대성 작물인데 보라색 꽃이 피고 신기하게도 그 잎은 우리의 들깻잎과 비슷하다. 치아는 옥수수나 쌀과 같은 씨앗이지만 지방의 성분은 전혀 다르다. 전체 영양소 중 오메가-3의 비율이 25%, 오메가-6와의 비율은 1:3, 오메가-3가 압도적으로 많다. 치아는 멕시코와 안데스에서 옥수수가 처음 작물화되었을 때부터 함께 재배되던 곡물이었다. 치아는 가루를 내서 옥수수가루와 섞어 먹었다. 치아의 기름은 아즈텍인들이 사용한 유일한 기름이었다. 옥수수는 오메가-6의 구성 비율이 높고 치아는 오메가-3의 비율이 높다. 이 두 작물이 같은 곳에 자생하며 동시에 작물화되었다는 게 우연일까?

처음 옥수수가 유럽에 전해졌을 때 옥수수를 주식으로 먹은 유럽의 가난한 사람들은 펠라그라병에 걸렸다. 옥수수에는 필수아미노산인 니아신이 없기 때문이다. 인디오들은 옥수수를 요리하기 전에 석회가루를 푼 물에 담궈 두었다가 먹는다. 이렇게 하면 옥수수에 니아

신이 생긴다. 덕분에 옥수수 원산지인 멕시코 원주민들은 펠라그라에 걸리지 않을 수 있었다. 옥수수를 전래받은 다른 대륙에는 석회처리법이 전해지지 않았고, 옥수수를 주식으로 하는 구대륙 사람들 사이에 펠라그라에 걸리는 경우가 많았다.

전해지지 않은 것은 석회처리법만이 아니었다. 옥수수와 혼용했던 곡류 중 가장 중요한 곡물이던 치아도 전해지지 않았다. 석회처리법이 누락된 이유는 스페인인들이 그 중요성을 간과했기 때문이지만 치아가 전해지지 않은 이유는 그보다 훨씬 극적이다. 스페인 정복자들이 원주민들에게 치아의 재배를 금지했기 때문이다. 치아는 스페인 군대가 멕시코를 점령하기 전까지 신성한 식물로서 매우 중요한 지위를 누렸다. 치아는 일상적으로 먹던 곡물이었을 뿐 아니라 전투식량으로 중요한 역할을 했다. 아즈텍의 전령들은 치아 가루를 주머니에 차고 달리다가 물에 풀어 마셨다. 치아에서 기름을 짜내는 방법을 터득한 이후에 치아기름은 신전의 벽을 칠하는 재료로서 신성시되었다. 이 때문에 멕시코를 점령한 백인들은 치아의 재배를 맹렬하게 금지했다. 이런 이유로 멕시코 전역의 치아 재배면적 자체가 급감했을 뿐 아니라 옥수수와 함께 다른 대륙으로 건너가지 못했다. 멕시코에서도 고립된 일부 지역에만 치아의 전통이 명맥을 잇고 있다. 우리는 치아를 먹는 아즈텍의 마지막 혈족이라고 알려진 라라무리족을 찾아 나섰다.

항공편으로 시에라마드라 산맥 중간의 소도시 치와와에 도착한 후 벌목용 도로를 48시간 쉼 없이 달렸다. 라라무리족은 산맥의 벼랑을 따라 여기저기 흩어져 살고 있었다. 우리의 목적지는 그중 하나인 따따우치 마을이었다. 따따우치 마을은 온통 옥수수밭으로 둘러싸여 있었다. 이 사람들은 옥수수를 처음 작물화했던 사람들의 후손이고 옥수수는 여전히 그들의 주식이다.

따라우마라족은 옥수수를 아주 소중하게 다룬다. 이들이 옥수수를 먹는 방법은 단순하면서도 흥미로웠다. 우선 불을 피우고 항아리를 올린다. 그리고는 달궈진 항아리에 옥수수 알곡을 넣고 달달달 볶는다. 특이한 점은 모래를 넣고 함께 볶는다는 것이다. 옥수수 알갱이가 하나둘 팝콘처럼 터져 나올 즈음 구워진 옥수수 알갱이를 끄집어낸다. 모래는 나오지 않게 알갱이만 꺼내는 것이 기술이다. 그리고 옥수수 알갱이를 돌 위에 올려서 간다. 옥수수는 곧 고운 가루가 된다.

옥수수를 갈아낸 맷돌 위에 이번엔 까맣고 작은 알갱이를 올려놓는다. 치아다. 한쪽 바구니에는 흰 옥수수가루, 또 한쪽에는 까만 치아가루가 쌓인다. 라라무리는 물바가지에 옥수수가루를 넣고 방금 전 맷돌에 갈아낸 까만가루를 함께 섞는다. 이것이 라라무리족의 주식 피놀레이다. 피놀레는 미숫가루와 비슷한 맛이 난다. 다만 설탕이나 소금 간을 하지 않아서 맛은 밋밋하다. 맷돌에서 나온 돌가루가 좀 씹히는 것을 제외하면 피놀레는 꽤 먹을 만했다.

미국 국립보건성이 이 지역 사람들을 조사한 결과에 의하면 이들은 비만, 당뇨, 고혈압, 심혈관 질환 등 이른바 '미국병'이 전혀 없었다. 생리학자 데일 그룹은 '고대 스파르타 이후 이런 수준의 육체를 가진 사람은 없었다'고 〈미국 심장 저널〉에 기고한 글에서 적고 있다.

라라무리족은 거의 신화 같은 부족으로 지구상에서 가장 건강하고 조용한 사람들이며 인류 역사상 가장 빠른 달리기 선수들이다. 이들의 달리기 경주는 보통 라라히빠리라고 하는 공놀이를 하면서 이뤄진다. 나무로 만든 공을 차면서 해발 2,000미터가 넘는 산악지대를 넘나들며 밤새워 달린다. 한 번 달리면 보통 100킬로미터, 극기훈련처럼 보이는 달리기가 그들의 놀이다. 이들 라라무리족은 옥수수에서 오메가-6를, 치아에서 오메가-3를 섭취함으로써 지방산 균형을 건강하게 맞추고 있었다. 치아는 옥수수 주산지인 멕시코에 주어진 신의 선물이다.

옥수수밭의 들깨

강원도 정선군 남평리는 경작지의 70%가 옥수수밭인 곳으로, 우리나라에서 옥수수를 제일 많이 심는 마을이다. 60-70대가 대부분인 이 마을 농부들은 하루 세 끼를 모두 옥수수만 먹었던 어린 시절을 기억한다. 옥수수를 맷돌에 갈아서 밥을 지어 먹었다.

남평리 마을 이장님의 안내로 옥수수밭을 둘러보다가 옥수수 고랑 사이에 간작으로 심은 들깨를 발견했다. 들깨는 치아와 같은 과의 식물이고 오메가-3 지방산 함량이 매우 높다. 이 마을 대부분의 옥수수밭에는 들깨가 자라고 있었다. 옥수수를 수확하고 옥수수대를 베어내면 옥수수밭은 들깨밭이 된다. 가을까지 두 달 정도면 햇빛을 충분히 받고 자란 들깨가 여문다. 들깨의 지방 성분 중 60%가 오메가-3 지방산이다.

▼ 들기름의 지방산 조성 비교

구분	포화지방산	단일불포화지방산	오메가-6	오메가-3
들기름	8.1	20.0	13.9	57.0
옥수수기름	13.3	34.7	50.5	1.5
콩기름	14.8	24.5	52.7	7.9
꽁치 지방	22.2	50.0	2.7	24.9

지방 성분 중 퍼센트

모든 농경 문화권에는 오메가-3의 주 공급원이 하나씩 있었는데 아시아권에서는 이 역할을 들깨가 맡았다. 한식 식단에서 주로 쓰인 기름은 들기름이다. 참기름은 한두 방울 떨어뜨리지만 들기름은 들이붓는다.

아마와 아마씨는 트로이전쟁 시대부터 인류가 이용해 왔다. 오디세이에서 호머는 그리스 사람들이 보리와 아마, 그리고 밀을 혼합하여 빵을 만들었다고 묘사하고 있다. 아마유는 '태양의 에너지를 가진 성스러운 기름'으로 불렸다.

중남미의 경우 치아를 이용했다. 고대 마야와 아즈텍에서는 모든 왕족들이 치아를 먹었다. 왕이나 왕자, 공주 등 궁에 사는 모든 이들이

> **여름철 간식, 찐 옥수수 마음 놓고 드세요**
>
> 옥수수를 주식으로 하지 않는 이상 옥수수로 인해 오메가-6 과잉이 될 위험은 거의 없다. 옥수수에 포함된 오메가-6 지방산은 4% 정도이다. 그러므로 이따금 옥수수를 간식으로 먹는 정도라면 오메가-6 걱정은 안 해도 된다. 문제는 먹이사슬을 따라 오메가-6 지방산이 축적되는 것이다.

치아를 먹었다. 치아는 많은 이점이 있어서 사랑받은 곡물이다.

인도에서는 향신료로부터 오메가-3를 섭취했다. 예를 들면 호로파 같은 것이다. 호로파는 인도 식단에서 굉장히 흔한 재료다. 인도인들은 호로파를 빻아서 음식에 넣어 먹었다. 그리고 겨자나무도 많이 이용했다. 겨자씨에도 오메가-3가 많다. 세계 어느 곳을 보더라도, 모든 문화에서 오메가-3를 얻는 각각의 방법을 찾아볼 수 있다.

오메가-3 강화사료의 탄생

박병성 교수의 실험실은 그해 여름 내내 분주했다. 들깨, 아마, 유채 같은 오메가-3가 풍부한 씨앗들을 이용해서 오메가-3가 강화된 사료를 만드는 작업이 벌어지고 있었다. 후보 씨앗들 중에서 박 교수는 최종적으로 아마와 들깨를 택했다. 이 둘을 차례로 사용하여 새로운 배합사료를 만들고 그 사료를 소에게 먹여볼 생각이었다.

새로 만들어질 오메가-3 강화사료는 성분 간의 배합비율이 성공의 핵심이었다. 옥수수와 오메가-3 씨앗의 비율, 그리고 아마씨가 들어간 만큼의 칼로리를 덜어내기 위해 기존 사료의 성분에서 빼내야 할 부분을 결정하는 것은 쉬운 일이 아니었다. 모든 작업이 끝나고 마침내 사료공장에 보낼 배합표가 나왔다. 소를 위한 새로운 레시피. 그 레시피대로 농협의 사료공장에서 재료가 배합되어 포장되었다. 우리는 사료 포대를 가득 실은 트럭을 따라 소를 먹일 농가로 향했다. 실험용 사료라는 녹색 글씨가 선명한 사료 포대가 산길을 돌아 농장으로 가고 있었다. 그 모습을 지켜보는 것만으로도 나는 뿌듯했다. 여기까지 오기까지 나는 지구를 한 바퀴 반이나 돌았다.

놀라운 소고기 실험

마침내 오메가-3 강화사료를 먹인 소고기가 12명의 학생들 앞에 놓였다. 전날 있었던 지방산 분석결과 오메가-3 강화사료를 먹인 소고기의 오메가 지방산 비율은 4:1이었다. 야생에서 풀만 먹고 자란 소고기와 같은 비율이다. 이전 실험에서 학생들은 지방산 비율이 108:1인 미국산 소고기를 먹었고, 다음 날 LDL 콜레스테롤이 크게 증가하는 모습을 보여주었다. 지방산 비율 4:1의 소고기를 먹은 후 과연 이들의 LDL 콜레스테롤은 감소할까?

학생들은 소고기를 맛있게 먹었다. 더 부드럽고 고소한 맛이 강하다는 평이었다. 고기는 신선했고 겉보기에도 맛있게 보였다.

다음 날 아침 학생들은 실험실에 다시 모였다. 혈액채취가 이루어졌다. 두근거리는 가슴을 간신히 진정시키며 결과가 나오길 기다렸다. 박병성 교수가 결과지를 학생들에게 배포했다. 여기저기서 탄성이 나왔다. 실험참가자 12명 모두의 LDL 콜레스테롤이 떨어졌다. 평균 21%. 고기를 먹으면 LDL 콜레스테롤이 올라간다. 굳이 실험을 하지 않더라도 상식적인 얘기이다. 그런데 고기를 먹고 LDL 콜레스테롤 수치가 떨어지다니! 놀란 것은 박병성 교수 본인도 마찬가지였다. 21%는 콜레스테롤을 낮추는 스타틴 계열의 약물을 복용했을 때도 얻기 힘든 수치이다.

박병성 교수는 실험이 잘못되지 않았나 싶어 두 번 더 실시했다. 정확한 수치에는 약간 차이가 있었지만 이번에도 대부분의 참가자들의 콜레스테롤이 내려갔다. 학생 84%에서 평균 14% 감소였다.

"임상자 84%에서 LDL 콜레스테롤이 14% 떨어졌다는 것은 획기적인 결과라고 볼 수 있고, 세 번 반복해서 얻은 결과니까 신뢰할 수 있다고 생각합니다."

박 교수는 마지막 인터뷰에서 이렇게 실험결과를 정리했다.

이로써 마침내 나는 확신할 수 있었다. 고기도 충분히 건강한 음식이 될 수 있다. 다만 우리가 가축에게 무엇을 먹이는가에 따라 다를 뿐이다. 건강한 고기를 위한 필수조건이 무엇인지도 확신할 수 있었다. 우리가 현재 먹고 있는 고기와 과거의 고기는 질적으로 다르다. 아메리카 인디언들이 먹었던 들소 고기와 현재의 미국산 소고기 역시 완전히 다른 고기이다. 마찬가지로 우유와 버터, 그리고 달걀까지 가축이 먹는 사료에 따라 질적으로 전혀 달라지는 것이다.

소들의 편에서도 오메가-3 강화사료가 좋았을까?

학생들이 떠나고 박 교수는 대학원생 한 명과 단둘이 남았다. 박 교수는 따로 할 일이 하나 더 있었다. 오메가-3 강화사료를 먹은 소고기에 CLA(공액리놀렌산)가 증가했는지 알아보는 일이었다. 우리는 이것을 알아보기 위해 몇 달 전부터 공을 들여왔다. CLA는 풀을 먹은 소에게서 발견되는 항암물질이다. 프랑스의 베르나르 박사는 풀 먹인 소의 유제품을 먹은 당뇨병 환자들이 큰 차도를 보인 것을 CLA 때문으로 추측하고 있었다. 우리는 아직 이 성분이 어떤 작용을 하는지 정확히 모른다. 하지만 풀을 먹이면 증가하는 성분임에 틀림없고, 옥수수사료를 먹인 소고기와 유제품에서는 거의 발견되지 않는다.

CLA는 미생물이 만드는 것이므로 소고기에서 CLA가 발견된다면 소의 반추위에서 활발한 미생물 작용이 일어났다는 반증이다. 활발한 미생물 작용은 소의 면역시스템을 강화시켜 전체적인 건강에 긍정적인 영향을 준다. 만약 이 소고기에서 CLA가 발견된다면 아마씨와 들깨 같은 오메가-3 씨앗을 인위적으로 섞은 배합사료가 부분적으로 풀을 대신할 가능성이 한 번 더 확인되는 셈이다. 풀이 부족한 우리나라의 현실에서 소에게나 사람에게나 더 건강한 사료가 되는 것이다.

분석은 오래 걸리지 않았다. 가스크로마토그래피의 그래프가 모니터 위로 나타나는 것을 숨죽이며 바라보았다. 결과는 매우 좋았다. 일반 배합사료를 먹인 소고기에 비해 CLA가 두 배 가량 증가했다. 소의 반추위는 아마씨와 들깨가 섞인 사료를 통해 더 활발한 미생물 작용을 한 것이다. 새 사료는 사람에게나 동물에게나 더 나은 사료가 틀림없었다. 궁극적인 해답은 물론 풀이겠지만 그 중간에 일단 징검다리 하나는 놓은 셈이다.

식물성 오메가-3 vs 동물성 오메가-3

우리 몸은 식물성 오메가-3(알파 리놀렌산)를 직접 사용하지 못하지만 녹색 채소나 들기름 등을 통해 섭취한 식물성 오메가-3를 우리 몸에 필요한 형태인 동물성 오메가-3인 EPA와 DHA로 바꿀 수 있다. 한편 우리는 생선과 고기로부터 직접 EPA와 DHA를 섭취할 수도 있다. 그렇다면 동물성 오메가-3가 더 좋을까, 아니면 식물성 오메가-3가 더 좋을까?

동물성을 지지하는 사람들은 알파 리놀렌산의 변환율이 매우 낮아서 0.6% 정도에 지나지 않으므로 사람은 식물성 오메가-3만으로는 충분한 양의 EPA와 DHA를 얻을 수 없다고 주장한다. 반면 식물성 오메가-3를 주장하는 사람들은 동물의 EPA와 DHA는 합성된 지 오래 되어 신선하지 않으며 식물성 오메가-3로부터 우리 몸이 직접 합성한 EPA와 DHA가 기능면에서 더 뛰어나다고 주장한다.

논문자료와 데이터들이 엇갈리는 가운데 식물성 오메가-3 만으로는 충분치 않다는 쪽이 조금 더 설득력을 얻고 있다. 채식주의자들은 EPA와 DHA 수준이 일반적으로 더 낮다. 특히 성장기 어린이들은 두뇌발달에 많은 양의 DHA가 필요하므로 동물성 오메가-3 섭취가 중요하다. 어린이들은 식물성 오메가-3를 변형하는 능력이 어른보다 더 뛰어나지만 식물성 오메가-3 만으로는, 수분을 제외하면 60%가 지질인 두뇌를 구성하기에는 역부족이다. 어린이에게 생선이 중요한 것은 틀림없다. 인류가 생선이 많은 물가에서 진화했다는 학설이 설득력을 얻고 있음을 상기하라.

잡초를 사랑하는 농부들

11

밀튼 아서의 농장에서 가장 놀라운 경험은 밀튼 아서의 소떼를 구경하러 초지로 나갔을 때 일어났다. 초지에서는 막 잠에서 깨어난 소들이 아침식사를 하고 있었다. 우리가 소떼 근처로 다가가자 소들이 우리 쪽으로 모여들었다. 어떤 소는 카메라를 신기하게 쳐다보았고 어떤 놈은 내 바지 가랑이에 코를 들이대고 킁킁거렸다. 내 엉덩이를 지그시 밀치는 놈도 있었다. 우리는 팬들에게 포착된 한류스타처럼 삽시간에 소들에게 둘러싸였다.

풀 먹는 돼지

이연원 씨는 돼지를 친다. 그가 운영하는 가나안 농장은 우리나라에서 유일한 유기농 돼지농장이다. 유기농 돼지는 뭔가 특별한 것이 있을까? 이 질문에 이연원 씨는 매우 쑥스러운 듯 '유기농 곡물을 먹인다는 거죠'라고 대답했다. 유기농 옥수수라는 점이 다를 뿐 유기농 돼지도 다른 돼지들과 마찬가지로 옥수수를 먹는다. 우리나라에는 엄밀한 의미의 유기농 곡물사료가 존재하지 않으므로 그의 돼지들은 수입 유기농 사료를 먹는다. 화학비료와 농약을 사용하지 않고 재배한 옥수수와 콩, 이것이 유기농 사료이다. 우리가 이연원 씨의 농장에 간 것은 가축사료가 얼마나 옥수수 일변도인가를 다시 한 번 강조하려 한 것은 아니었다. 그는 돼지에게 옥수수 대신 풀을 먹여보려고 오랫동안 노력해 왔다. 그리고 그의 노력은 이제 거의 완성단계에 와 있었다.

이연원 씨가 풀에 관심을 갖게 된 동기는 풀이 곡물보다 싸기 때문이었다.

"풀은 지구상에서 가장 흔한 에너지원입니다. 풀을 돼지사료로 사용할 수 있다면 가격대비 효용이 크지요."

농부이자 한 사람의 경영자인 그는 사료 가격이 오를 때마다(그의 유기농 사료는 전량 수입에 의존한다.) 운영에 어려움을 겪게 되었고 그런 이유에서 대체사료로서 풀에 관심을 갖게 된 것이다. 처음엔 경제적인 이유에서 시작했지만 풀에 관한 연구를 하면서 그는 더 놀라운 사실들을 발견하게 되었다. 돼지는 원래 풀을 먹는 동물이란 사실이다.

"어느 나라나 전통적인 돼지 종들은 풀을 기본적인 먹이로 자랐습니다. 사람들이 돼지를 빨리 키우려는 욕심으로 돼지에게 곡물을 먹이기 시작하면서 풀을 소화하는 돼지의 능력이 퇴화한 거지요. 셀룰라아제형 동물에서 아밀라아제형 동물이 된 겁니다. 우리가 키우는 양돈이 바로 그런 돼지입니다."

이연원 씨는 집 앞의 논두렁에서 간단히 풀을 베어다가 돼지들에게 주었다. 돼지들이 반갑게 달려들어 미친 듯 풀을 먹었다. 곡물에 길들여진 양돈 돼지들도 풀을 좋아한다. 하지만 좋아한다고 해서 이 돼지들에게 풀을 무한정 줄 수는 없다. 곡물을 먹고 자란 돼지들은 풀을 소화하는 능력이 떨어져서 먹은 풀의 20% 정도만 소화할 수 있기 때문이다. 나머지 80%는 그냥 배출된다. 돼지는 대장에 연결된 결장이 풀을 소화하는 역할을 하는데 요즘 돼지들은 결장이 짧다. 이런 돼지들에겐 풀이 간식거리 정도밖에 되지 않는다.

그래서 그가 선택한 방법은 풀을 발효시켜서 소화되기 쉽게 만드는 것이었다. 그리고 젖을 뗀 무렵부터 풀을 먹여서 소화력을 키워주는 것이었다. 새끼돼지 때부터 풀을 먹이면 결장이 길어진다. 그리고 이렇게 풀을 먹는 능력이 발달한 돼지들을 교배하면 점점 더 풀을 잘 먹고 잘 소화하는 돼지 종자가 만들어질 것이다. 일종의 '역퇴화'이다. 그의 목표는 100% 풀만 먹여서 돼지를 키우는 것이었다. 풀과 밀기울을 섞어서 발효하면 향긋한 발효사료가 된다. 밀기울은 거의 100% 섬유질이므로 마른 풀이나 다름없다. 이 실험에 성공하면 그는 풀을 대량재배하고 모든 과정을 기계화할 것이라고 했다. 그때까지는 일

일이 낫으로 꼴을 베고 작두로 풀을 썰어서 발효사료를 만들 것이다. 한여름, 구슬 같은 땀을 쏟아내면서 발효사료를 만드는 일은 힘든 노동이다.

"편하게 농사 지으려다 보니 외국서 수입한 옥수수를 먹이게 된 거죠. 힘 안 들이고 어디 농사가 되나요?"

농부만이 할 수 있는 쓴소리다.

산속의 돼지농장

잃어버렸던 풀을 회복하려는 움직임은 곳곳에서 일어나고 있다. 미국의 워싱턴 DC 근교의 웨곤힐 농장도 그런 시도를 하고 있는 곳이다. 이 농장에는 축구장만한 숲 두 곳에 60마리의 돼지를 키우고 있었다. 우리가 웨곤힐 농장을 찾았을 때는 마침 돼지를 이동시키는 날이었다. 한쪽 숲에서 반대쪽 숲으로 돼지를 옮겨야 하는데, 그게 쉬워 보이지는 않는다. 게중에는 말을 잘 듣는 돼지도 있지만 이리저리 도망다니는 녀석들이 더 많았다. 민첩한데다 달리기도 잘한다. 그러다 보니 돼지 60마리 모는 데 한나절이 다 지나갔다. 방학을 맞아 시골집에 내려온 대학생 아들과 일꾼 3명이 진땀을 흘리고 있었다. 일단 몇 마리가 반대편으로 달려가기 시작하자 나머지는 쉬워 보였다. 돼지들은 이미 경험으로 반대편 숲에 먹을 게 더 많다는 걸 아는 듯했다. 마침내 선발대가 도착을 하고 뒤이어 60여 마리 모두 숲에 들어섰다. 한바탕 쫓고 쫓기는 추격전이 이렇게 마무리되었다. 돼지들은 3주마다 한 번씩 숲을 바꾸는데 이렇게 하면 돼지가 반대편으로 옮겨진 3주간의 휴식기 동안 숲은 새싹을 틔우고, 먹이가 되는 벌레를 새로 만들고 배설물을 정화시킨다.

이 농장의 주인 브라이언은 워싱턴에서 투자자문회사를 운영했다. 그러다 6년 전 제트스키 사고로 다리를 다친 뒤 보다 가치 있는 투자에 대해 생각하게 되었다. 브라이언이 내린 결론은 귀농. 돼지가 우리가 아닌 숲속에서 사는 동물이라는 것도 그때 알았다.

물론 이 농장에도 옥수수는 있었다. 숲 한쪽에 옥수수와 보리를 담은 드럼통이 하나 놓여 있다. 놓아둔 지 꽤 여러 날 되었다는데도 통에는 옥수수가 아직 많이 남아 있었다. 그 이유를 물었다.

"이게 주식이 아니거든요. 부식 같은 거죠. 돼지들은 산을 돌아다니면서 흙을 파고 다니죠. 그래서 필요한 것들을 주로 땅에서 찾아서 먹습니다."

브라이언의 설명이다. 숲속 돼지는 곡물도 먹는다. 그러나 곡물만 먹지는 않는다. 돼지들이 가장 좋아하는 먹이는 땅속의 곤충들이다. 섬유질이 필요하면 알아서 나무껍질과 풀을 먹는다. 옥수수와 보리를 섞어서 통에 담아두면 자연산 먹이가 부족할 때 와서 먹는다. 사람이 주는 옥수수와 보리는, 가두어 기르는 돼지들이 먹는 양의 4분의 1 정도로 충분하다.

돼지가 섬유질 많은 먹이를 먹으면 살찌는 속도는 느리다. 하지만 이렇게 자란 돼지는 맛이 좋고 기름기가 적다. 그리고 농장에서 배설물 냄새가 나지 않는다. 모유를 먹는 아기는 분유를 먹는 아기보다 배변에서 냄새가 적은 것처럼 돼지들도 원래 먹던 것을 먹으면 분뇨에서 악취가 덜 난다. 숲 곳곳에서 배설물이 자연 분해되고 있었는데 자세히 보니 하얀 섬유질이 가득했다.

이날은 일정에 여유가 있어서 우리는 천천히 숲속 돼지들을 구경했다. 돼지들은 대장 돼지를 따라 졸졸거리며 무리지어 이동했다. 숲속 새끼 돼지들은 유난히 귀여워 보였다. 돼지를 기르는 데 그다지 넓은 땅은 필요 없다. 그리고 돼지는 원래 산에서 사는 동물이므로 초지가 없는 우리나라에도 잘 맞는다.

유정란 농장

단양의 느티농장은 방사 유정란을 생산하는 산란계 농장이다. 보통 산란계는 케이지 사육을 하지만 이곳에서는 평사를 사용하고 수시로 닭을 풀어놓아 닭들이 자유롭게 놀 수 있는 공간이 확보되어 있다. 긴 계사가 야산의 계곡을 따라 지어져 있고, 하루는 산 쪽으로 하루는 들판 쪽으로 번갈아 방사한다. 닭들은 땅을 헤치고 흙과 돌을 쪼는 등 하고 싶은 짓을 하루 종일 하면서 산에서 보내다가 어둑어둑해지면 알아서 계사로 돌아온다. 담이나 철책도 없지만 닭들은 절대로 계사에서 멀리 벗어나지 않는다. 닭은 귀소본능이 확실하고 매우 영리한 동물이다.

이른 아침, 계사의 문의 열어주자마자 닭들은 산으로 올라가 풀을 쪼아먹기 시작한다. 아침에 계사에서 충분한 양의 배합사료를 먹인 다음인데도 연신 풀을 먹어댔다. 닭이 가장 좋아하는 먹이는 곤충이고, 그 다음이 식물의 씨앗, 그리고 풀이다. 자연상태에서 닭은 먹이의 20~30% 정도를 녹색 잎으로 섭취한다.

"닭대가리라고들 하지만 닭은 사실 영리합니다. 주변에 먹을 것이 충분하다면 자기가 필요한 걸 알아서 찾아 먹습니다."

농장주 김철호 씨는 '닭들은 자기에게 필요한 영양소를 알아서 맞춘다'는 학자들의 말에 동의했다. 그렇다면 이 닭들은 충분한 양의 풀을 먹고 있을까? 김철호 씨는 그렇지 못하다고 대답했다. 방사를 하고 있지만 주변에서 쪼아먹는 풀로는 부족하다는 것이다. 외국에서는 계사를 이동시켜 항상 풀이 충분하도록 한다지만 이곳에선 공간이 부족해 계사가 붙박이로 지어져 있고 따라서 풀이 항상 모자라다는 것이다. 닭들은 며칠이면 근처의 풀밭을 초토화시킨다. 풀을 베어다 주는 것도 인건비가 맞지 않아 못하고 있다. 다만 닭들이 활개치고 뛰어다닐 공간을 제공하는 것만으로도 닭이 행복해 하는 것을 느낄 수 있다.

김철호 씨는 담배와 고추 농사를 오래 했는데 농약중독으로 몇 번 쓰러진 후 자연농법에 관심이 많아졌다. 그는 선뜻 닭 20마리에게 아마씨를 먹여보는 실험을 같이 해주기로 했다. 풀 대신 아마가 같은 기능을 해준다면 농가의 입장에서도 반가운 일이다.

우리는 닭에게 4주간 아마씨 가루를 섞은 사료를 공급했다. 일반 배

달걀, 먹어도 된다

달걀은 양질의 단백질, 지방 비타민 B군, 엽산 등을 얻을 수 있는 좋은 식품이다. 닭은 먹이의 20–30%를 풀로 먹는 동물이므로 풀사료를 먹였거나 초지 방목한 달걀을 구할 수 있다면 좋다. 국내에도 풀사료를 먹이는 소규모 유정란 농장들이 많다. 물론 산업형 양계장에서 옥수수 사료를 먹은 달걀은 되도록 피해야한다.

콜레스테롤을 피하기 위해 달걀 노른자는 먹지 말아야 한다는 기존 상식은 잘못된 것이다. 노른자에는 오메가-3 지방산이 들어 있고 다른 훌륭한 영양소들이 풍부하다. 가장 값나가는 부분을 '노른자'라고 부르지 않는가? 게다가 달걀을 섭취하는 것과 콜레스테롤 사이에 상관관계가 없다는 새로운 연구결과들이 나오고 있다. 하버드 의대에서 11만 5천 명을 대상으로 14년간 관찰한 바에 따르면 계란의 섭취와 심장병 위험도 사이에는 상호 연관성이 드러나지 않았다. 2008년 국제비만학회지에 발표된 연구에 따르면, 아침에 계란 두 개를 먹는 것이 베이글 하나를 먹는 것보다 더 건강하다고 한다.

합사료에 아마씨 가루를 20:1의 비율로 조금 섞었다. 4주 후 달걀을 분석한 결과 오메가6와 오메가3 비율은 4:1이었다. 실험 전 비율은 30:1이었다. 사료를 바꾸어 달걀의 지방산 비율이 정상으로 돌아오는 데 4주면 충분했다.

소와 초원의 공생

웨스트 콜로라도에는 방목형 농장들이 많다. 태고의 모습을 그대로 간직한 골짜기, 버펄로의 왕국이었던 이곳은 지금은 백인들과 함께 유럽에서 들어온 소들이 자리를 잡았다. 이곳의 농장들도 소를 키워 15개월 정도가 되면 피드롯에 넘긴다. 피드롯을 거치지 않는 소고기는 1%밖에 되지 않는다. 조지 휘튼은 이곳에서 태어나고 자란 전형적인 콜로라도 목동이었다. 물론 그도 피드롯에 소를 팔았었다. 그러나 피드롯을 한 번 구경한 뒤 다시는 피드롯에 소를 보내지 않고 있다. 소들이 분뇨 위에서 사료를 먹는 것을 보고 몹시 언짢았다고 한다.

"피드롯은 동물들에게 불행한 곳입니다. 저는 그런 환경, 좁은 공간에 여러 마리가 같이 있는 것을 보는 게 싫었습니다."

방목에 대한 오해가 많다. 방목이 땅을 단단하게 하고 황폐화시켜 풀이 사라진다는 것, 방목은 넓은 땅을 필요로 하기에 비생산적이라는 것 등이다. 이런 오해는 잘못된 방식으로 가축을 방목했기 때문에 생겨난 것이다. 순환방목이라는 개념을 도입하면 초지의 생산성은 놀랍도록 향상된다. 조지 휘튼도 순환방목을 하고 있었다.

휘튼은 전기가 통하는 로프와 짧은 막대기들을 가지고 하루에 먹을 만큼 구획을 나눈 후 소들을 매일 새 구역으로 옮겨준다. 이런 방식으로 소들이 풀 위에서 보내는 시간을 조절한다.

"과도한 방목은 풀을 너무 짧게 잘라 먹게 해서가 아니고, 너무 오래 같은 곳에서 먹게 해서 일어나는 것입니다. 만약 풀을 잘라내 건초를 만들었다면, 다시 그만큼 자랄 때까지 기다려야죠. 마찬가지로 소들은 매일 새 초지로 이동해야 하는 겁니다. 그래야 풀들이 쉴 시간이 생기죠. 굉장히 단순한 건데 놀랍게도 사람들이 많이 모르고 있어요."

그것이 목동인 조지가 하는 일이었다. 타이밍을 조절하고, 동물이 떼 지어 있도록 만드는 것이다. 이곳에 유럽산 소들이 들어오기 전까지는 버펄로와 늑대가 그 일을 했다. 떼 지어 있는 것이 소의 습성이므로 소들은 자연스럽게, 그리고 안전해지기 위해 떼 지어 있게 된다. 그리고 그곳에 있는 풀을 하루 종일 골고루 다 먹고, 다음 날이 되면 다른 초지로 옮겨가는 것이다. 이따금 늑대가 소들을 멀리 이동시키기도 한다. 소들이 한곳에 너무 오래 머무르면 풀이 짓이겨져 회복불능 상태가 된다. 소가 풀을 먹으면 풀은 더 빠른 속도로 새잎과 줄기를 틔워 낸다. 소는 발굽으로 풀뿌리를 깊숙이 박아주고 배설물로 양분을 돌려준다. 소와 풀은 적당한 공생관계를 이루어 왔다. 순환 방목은 계획적인 타이밍으로 풀과 소의 공생관계를 회복시켜 주는 일이다.

휘튼 가는 이곳에서 3대째 목동 일을 하고 있다. 1897년 조지의 할아버지가 이곳에 목장을 차렸고 그 뒤로 조지의 아버지가 같은 길을 걸었다. 그의 아이들도 농장 일에 관심을 가지고 있다. 목동으로서, 풀은 그에게 곧 삶이다.

"풀은 제가 알고 있는 유일한 길이에요. 다른 길은 없죠. 풀은 세계 전체를 잘 보여 줘요."

소들은 풀에게 일종의 커다란 화분 매개자이다. 풀들은 자라서 소들을 유혹한다. 소가 그 풀 사이로 지나가면서 발굽으로 흙 속의 씨들을 밟아서 옮겨준다. 그리고 소의 위장은 풀을 씹어 미생물들이 이용할 수 있는 물질을 만들게 되고, 미생물들은 풀을 위한 음식을 만들게 된다.

"이 모든 것들이 한 곳에 있어야 해요. 아무리 작은 것 하나라도 빠지게 되면 이 체계 전체가 무너집니다. 풀밭에서 큰 나비(소)를 없애는 거예요."

휘튼 농장이 있는 고지대에서는 풀이 잘 썩지 않는다. 풀잎은 가을에 시들어 땅 위에서 분해되는 대신 토탄층을 형성하고 토양의 산성화를 진행시킨다. 휘튼은 소가 풀을 먹고 거름으로 땅에 되돌림으로써 온전한 한 사이클의 순환을 가능하게 한다고 일러주었다.

"땅이 굉장히 건조해서 뭔가의 도움 없이는 잘 썩지 않거든요. 소가 그걸 도와주는 거죠."

완벽한 순환은 더 많은 종의 풀들을 불러들이고 풍부한 초지를 형성한다. 풀을 먹는 초식동물의 개입이 비옥한 토양을 만들고 충적토는 차곡차곡 쌓인다.

"버펄로가 사라지고 난 후 이곳의 토양은 산성화되었죠. 풀들도 사라지고요. 제 소들은 지금 이곳의 땅을 옛날의 모습으로 되돌리는 중입니다."

그가 기르는 소들의 절반은 근처의 국립공원에 임대되어 있다. 국립공원의 생태계에 꼭 필요한 초식동물의 역할을 그의 소들이 지금 수행중이다.

이 초원에서 풀과 초식동물 사이의 관계는 몇 백만 년 동안 이어져 왔다. 자연스럽게 물질이 땅 위에서 안으로 썩어 들어가고, 아주 오랫동안 쌓이고 쌓여서 두터운 흑색토가 형성되었다. 그의 농장은 흙을 쓰는 만큼 매일 다시 채워가고 있다. 하지만 산업화된 영농은 사용한 만큼의 물질을 다시 토양으로 되돌리지 못한다. 단기간에는 다시 채울 수 없는 자원들을 계속 사용하고 있는 것이다. 이것이 휘튼의 농장과 옥수수 농장의 가장 큰 차이점일 것이다.

전 세계에 옥수수를 공급하는 미국 중부 대평원 옥수수 벨트에는 땅속으로 10미터가 넘는 비옥한 흑색토가 쌓여 있다. 수만 년간 버펄로와 풀들이 함께 만든 귀중한 자원이다.

"옥수수를 기르기 위해 우리는 그 자원을 펑펑 꺼내 쓰고 있는 겁니다. 하지만 충적토의 비옥한 영양분도 석유처럼 언젠가는 고갈되는 유한자원입니다. 그 후엔 어떻게 하죠?"

그가 물었다.

옥수수로 대체된 초원의 생물학적 다양성

자연은 항상 다양성을 유지하는 경향으로 움직인다. 하지만 인간은 기술을 이용하여 이런 다양성이 존재하던 곳을 한 작물만 자라는 단순한 곳으로 만들어 버렸다. 다양한 풀들이 번성하던 미 대륙의 대평원은 이제 옥수수라는 단일 작물의 제국이 되었다.

풀 대신 옥수수가 선택된 배경에는 기계가 존재한다. 기계는 식물의 키와 열매의 굵기 등 간단한 한두 가지 조건에만 겨우 맞출 수 있다. 즉 기계는 식물을 구분하지 못한다. 그래서 기계화는 단일 작물화일 수밖에 없었다. 현재 미국의 농업은 농부가 아니라 엔지니어들이 디자인한 것이다. 엔지니어들이 기계를 설계하고 기계가 땅의 모습이 어떠해야 할지를 정의 내린다. 미국인들은 많은 시간을 들여 땅의 모습을 기계가 좋아하는 형태로 바꾸려고 노력했다. 하지만 그것은 자연이 진짜 원하는 모습은 아니다. 우리는 영원히 이런 형태의 영농을 지속할 수 있을까? 조지 휘튼은 그렇지 못할 거라고 생각한다. 그래서 그는 소고기 종족의 일원으로서 소고기를 생산하는 방식이 중요하다고 믿는다.

"우리가 자랑스러운 것은 여기엔 여러 종류의 식물이 자라고 있다는 겁니다. 각각의 개체가 각각 다른 무언가를 이 시스템에 기여하고 있죠. 다양한 영양분을 공급하고, 이 초원의 생활 주기에 다양성을 줍니다."

조지는 취재 중 만난 다른 목동들처럼 땅을 뒤엎어 일구어 놓은 붉은 색 밭고랑을 보면 참지 못한다. 지구의 가죽을 벗겨 놓은 듯한 느낌이 들기 때문이다. 그런 땅을 회복시키려면 많은 세월이 걸린다. 땅을 다 뒤엎으면 침습성이 강한 종자가 들어오게 되고 질긴 잡초가 번성하게 된다. 그래서 밀이나 옥수수 등 곡물을 기르기 위해서는 잡초를 죽일 제초제를 뿌리게 된다. 자연과의 계속되는 싸움인 것이다. 옥수수는 대평원의 완벽함을 단순화시켰다. 그 단순함이 결국 우리의 건강까지 위협하고 있는 것이다.

조지와 헤어진 지 며칠 후 우리는 동 콜로라도의 광활한 옥수수밭에서 분주히 움직이는 존 디어 트랙터들을 촬영했다. 존 디어는 강철 쟁기를 만든 사람이다. 존 디어의 쟁기는 촘촘히 엮여 도저히 개간할 수 없었던 대평원의 풀뿌리를 뒤집어엎을 만큼 튼튼했고 캘리포니아로만 향하던 이민자들을 중부 평원에 자리잡게 했다. 지금 그의 이름을 딴 트랙터들은 대평원의 옥수수밭을 쉴 새 없이 누비고 있다. 옥수수로 인하여 잃고 있는 것은 단지 우리의 건강뿐이 아니다. 우리는 옥수수로 인하여 농업의 근본인 흙을 잃고 있다. 존 디어로 상징되는 미국 중부 대평원의 침식이 그 단적인 예이다.

옥수수와 흙의 위기

흙은 암석이 풍화하여 생겨난 고운 무기질 입자들이다. 흙에 식물들이 자라서 뿌리를 내리고 엮어서 단단히 보호를 하면 침식되는 양보다 조금 더 많은 양의 흙이 새로 만들어진다. 그 속도는 천년에 몇 센티미터 정도로 대단히 느리다. 그렇게 만들어진 겉흙은 농작물 경작에 알맞은 비옥한 토지가 된다.

고대 로마제국을 비롯하여 마야문명 등 대부분의 고대문명은 인구증가의 클라이맥스에 이르러 경작이 가능한 대부분의 땅에서 겉흙이 급속도로 유실되었고 결국 쇠락했다. 흙의 침식이 문명을 파멸로 이끈 유일한 원인은 아니었지만 지질학적 증거들은 문명의 붕괴와 토양의 소실이 항상 동시에 발생하고 있었음을 보여준다. 로마의 농서와 원로원 기록들은 토양침식을 막을 대책을 강구하느라 그들이 얼마나 노력했었는지 잘 보여준다. 그러나 당장 필요한 농업 생산량에 쫓긴 농부들과 정치인들은 토양침식의 가속화를 막지 못했다.

옥수수 재배와 토질 저하는 처음부터 인연이 깊었다. 마야문명은 유카탄 반도의 저지대 밀림에서 형성되었다. 마야 정착 사회가 그 지역의 패권을 잡은 배경에는 옥수수가 있었다. 마야 사람들이 옥수수를 재배하기 시작한 것은 기원전 2000년경이다. 초기에 재배된 종자는 야생종과 비슷했다. 처음에는 엄지만한 작은 옥수수자루를 그냥 씹어 먹었다. 그 뒤 천 년 동안 옥수수 재배는 수렵과 채집을 보완하는 정도였다. 사냥과 채집은 마을들 사이의 숲에서 이루어졌다. 다수확 품종들 덕분에 영구 정착촌이 발달하면서 마야 사람들은 옥수수를 빻아서 가루를 내기 시작했다. 숲을 벌목하여 만드는 농지는 날이 갈수록 넓어졌고 옥수수가 식단에서 점차 중요한 요소가 되었다. 영구 정착촌들이 통합되어 중심 도시로 변했고, 나아가 성직자, 장인, 잉여식량의 재분배를 감독하는 행정가도 생겨났다.

기원후 800년 마야문명이 절정에 달했을 때의 인구는 적어도 300만에서 600만을 헤아린다. 그러나 그 후 200년간 인구는 극적으로 줄어서 50만에도 미치지 못했다. 고고학자 존 스티븐스가 마야 도시 유적을 다시 발견했을 때는 사람이 살았던 곳으로 보이지 않았다. 오늘날 이 지역의 인구밀도는 고대 마야의 인구밀도보다 낮다. 도대체 무슨 일이 있었던 것일까?

1993년 나는 멕시코의 애니깽 농장에 노동자로 이주해 온 한국인들의 후손들을 취재하기 위해 유카탄 반도의 메리다 주변을 샅샅이 누빈 적이 있다. 이 지역에서 한국인의 후손을 만나려면 산재되어 잔존하는 애니깽 농장들을 샅샅이 탐방하는 것밖에는 방법이 없었다. 밀림으로 곧게 난 길을 서너 시간씩 달려도 마을이 나타나지 않는 지역이 흔했다. 나무가 빼곡이 우거진 숲은 원시림에 가까웠다. 이런 원시림 깊숙이 드문드문 마야문명의 유적지들이 있었다. 피라미드 위에서 내려다본 이 지역 풍경은 비현실적인 느낌을 자아내고 있었다. 이 유적을 만든 사람들은 대체 어디로 갔으며, 왜 이 비옥한 땅들은 아직도 버려져 있는 것일까?

잡초를 사랑하는 농부들 249

마야문명의 시작은 화전농업 방식이었다. 밀림 일부분을 돌도끼로 쳐낸 뒤 불을 놓았다. 그리고 비가 내린 뒤 옥수수와 콩을 심었다. 벌목한 숲이 불에 타서 생긴 재가 흙을 기름지게 함으로써 몇 해 동안 풍작이 이어졌다. 그 뒤 영양분이 사라진 열대의 땅은 급속도로 비옥도가 떨어졌다. 개간한 땅에서 다시 농사를 지으려면 땅을 묵혀서 밀림이 회복되어야 한다. 화전농업이 이어지는 동안 인구밀도는 낮았고 농부들은 몇 해마다 경작지를 옮겨 다닐 만큼 땅이 넉넉했다. 하지만 인구증가와 함께 도시들이 들어서자 경작지를 바꾸는 일에 제동이 걸렸다. 유카탄 반도의 열대 흙은 깊이가 얕고 쉽게 침식되었다. 경작이 한곳에서 계속 이어지자 생산성이 빠르게 줄어들었다. 마야에는 큰 가축이 없어서 거름을 줄 수 없었기 때문에 이 문제는 더욱 악화되었다. 식량 수요는 늘어가고 생산성은 낮아지면서 화전은 불모지까지 파고들었다.

기원전 300년 이후로 지역의 인구는 꾸준히 늘어서 사람들은 침식되기 쉬운 얇은 흙층으로 덮힌 석회암 비탈에서 경작을 시작했다. 마야 중심부 호수에서 채취한 침적토 코어는 농업의 발달로 흙의 침식이 증가했음을 보여준다. 호수 바닥에 퇴적물이 쌓인 속도는 기원전 250년부터 기원후 900년에 걸쳐서 눈에 띄게 빨라졌다. 침식이 절정에 이른 900년에 마야문명은 무너지기 시작했다. 사회계급을 떠받치고 있던 잉여식량이 사라진 때였다. 마야의 도시들은 짓다 만 건물들을 그대로 남겨둔 채 버려졌다. 내가 본 유카탄의 밀림은 천 년이 지난 후 겨우 원상을 회복한 겉흙이 만들어낸 것이었다. 천 년 전에 버려진 마야의 건축물들은 평균 8센티미터의 깊이에 묻혀 있다. 흙이 만들어지는 속도가 매우 느리다는 것을 알 수 있다.

환경위기와 육식문화

미국을 비롯한 한국과 일본의 축산을 떠받치고 있는 미국 대평원의 옥수수밭들은 빠른 속도로 침식되고 있다. 토양침식의 문제는 대평원의 풀을 걷어냈던 존 디어의 쟁기 이래로 미국 농업의 가장 큰 골칫거리였다.

뉴욕시에서 차로 불과 4시간 정도 거리에 있는 케지아레인 농장은 1800년대 후반까지 역사가 거슬러 올라가는 유서 깊은 농장이었다. 전형적인 동부형 가족농장인 이곳은 농장주 레인 씨 가족이 8대째 가꾸어 오고 있다. 200년 전 레인 가족이 이곳의 야트막한 언덕에 정착했을 때 이 일대는 숲이 없는 초원이었다. 레인 가족은 유럽에서 들여온 소를 방목하여 우유를 짜는 낙농장을 시작했지만 그 후 유행에 따라 옥수수 농장으로 바뀌었다가 1980년대에 이르러 다시 소를 키우는 초원이 되었다.

레인 일가가 초지를 밭으로 바꾸어 옥수수를 재배하기 시작한 것은 1950년대로, 화학비료와 제초제를 사용하여 옥수수를 재배하는 방식이 전 미국을 휩쓸기 시작한 시기였다. 옥수수를 심은 후 30년 정도 지나서 레인 일가는 땅에 문제가 있다는 것을 알아차렸다. 토양이 건강한 갈색을 띠지도 않았고 비옥하지도 않았다. 땅이 죽고 있었던 것이다.

"우리가 사용한 모든 인공적인 것들이 원인이었습니다. 그래서 우리는 더 이상 그런 방법을 쓰지 않기로 결정했습니다."

농장 안주인 마샤 레인은 이렇게 말했다. 레인 가족은 토양을 다시 되살리고 싶었기 때문에 더 이상 화학비료와 제초제를 사용하지 않았으며 유기농 방목을 시작했다.

옥수수 농장에서 초지로 전환한 지 30년이 지났다. 케지아레인 농장은 이전의 모습을 되찾았다. 농장 땅 전체를 풀뿌리가 단단하게 거머쥐고 있어서 비가 많이 와도 겉흙이 유실되지 않는다. 소들이 좋아하는 풀과, 토양을 비옥하게 하는 풀들이 알맞게 뒤섞여 자라고 있다. 다양한 풀들이 자라고 있는 초지는 외부로부터의 비료 유입이 필요하지 않다.

"옥수수는 영양분을 많이 필요로 하고 토양 속의 자양분을 많이 빼앗아갑니다. 게다가 땅을 한 번 갈아엎을 때마다 땅속의 영양분이 사라지고, 새로운 토양을 밖으로 드러낼 때마다 토양의 비옥함을 잃게 됩니다."

농장주 밀튼 아서는 독학으로 유기농법과 농업 정책 등을 배운 박식한 농학자였다. 그에 따르면, 옥수수를 재배하는 데는 풀을 기르는 것보다 화학제품이 더 많이 필요하다. 다시 말해 풀을 유기농법으로 키우는 것은 옥수수를 유기농법으로 키우는 것보다 훨씬 더 쉽다.

"옥수수는 더 많은 비료를 필요로 하고 농약도 뿌려야 합니다. 옥수수는 친환경적인 작물은 아닙니다."

밀튼 아서는 옥수수가 토양의 양분을 빼앗아가는 데 비해 풀은 어떻게 토양을 비옥하게 만드는지 그 원리를 쉽게 설명해 주었다. 그는 발 아래의 초지에서 몇 가지 종류의 풀을 뽑아들었다. 토끼풀과 붉은 토끼풀, 벌노랑이 같은 콩과 식물들이었다. 콩과 식물은 공기 중에서 질소를 빼내 뿌리로 가져간 다음 토양 속으로 옮긴다. 그러면 티모시 같은 소들이 좋아하는 벼과 식물들이 그 질소를 이용해 성장한다. 비료를 쓰지 않고도 토양이 비옥해지는 비결이다. 밀튼 아서는 토양을 비옥하게 유지하기 위해서 소 배설물 퇴비를 주는 것과 가끔 석회를 뿌리는 것 외에는 아무것도 하지 않는다.

벼과 식물은 콩과 식물을, 콩과 식물은 벼과 식물을 필요로 한다. 서로 공생하는 것이다. 이런 원리를 잘 활용하면 자연적 환경을 조성하는 데 매우 효과적이다.

"이런 원리를 안다는 것은 매우 기쁜 일입니다. 그리고 제가 농장을 운영하는 이유가 바로 그것입니다. 땅을 돌보기 위해서입니다. 풀, 콩과 식물, 소를 돌보는 것이 제가 찾은 방법 중 지구를 지키는 최상의 방법입니다."

소 역시 풀과 공생관계에 있다. 소는 환경을 오염시키고 이산화탄소를 많이 발생시킨다는 안 좋은 이미지를 가지고 있지만 소가 무엇을 먹는지에 따라 크게 달라진다. 모든 게 그렇듯이 소 역시 좋은 것이 될 수도 있고 나쁜 것이 될 수도 있다. 소들이 푸른 잎을 먹는 경우 소는 추가의 이산화탄소를 방출하지 않는다. 소가 방출하는 이산화탄소는 풀에 있던 것이고 이미 대기 중에 존재하던 것이다. 소가 옥수수를 먹는다면 방출되는 이산화탄소에는 화학비료 등에서 온 것이 새롭게 포함되고 이는 궁극적으로 석유에서 온 것이다. 결과적으로 대기중에 이산화탄소를 보탠다. 옥수수 축산의 높은 생산성은 화학비료와 농약의 힘이다. 화학비료와 농약은 석유 에너지로 만든다. 현재의 피드롯 시스템에서는 소 한 마리를 키우는 데 1배럴의 석유가 소비된다. 풀은 옥수수에 비해 생산성이 낮다. 이것은 뒤집어 말해 풀 축산이 옥수수보다 화석 에너지를 적게 소비한다는 뜻이다. 풀 축산에서는 이산화탄소가 공기 중으로 날아가 버리는 대신 토양 속으로 스며들게 되고 토양은 탄소 저장고의 역할을 하게 된다. 토양은 원래부터 공기 중의 이산화탄소를 흡수하는 기능을 해왔다. 우리가 이산화탄소를 토양에서 공기 중으로 다시 방출시키기 전까지 이산화탄소에 대한 걱정은 없었다.

    소는 우리에게 고기, 우유 등 먹거리만 제공하는 것이 아니라 전통적으로 농사와 운송 등 동력원을 제공해 왔다. 오랜 시간 동안 자연적인 상태라고 인식되어 온 것들은 모두 지구에 유익한 것이다. 그리고 지구에 유익한 것만이 살아남는 것이 자연의 섭리이다.

    밀튼 아서는 농부로써 경험을 통해 깨달은 자연관을 평생을 통해 실천해 가는 사람이었다. 그는 아침마다 초지에 나와 풀들의 맛을 본다. 어떤 풀은 쓰고 어떤 풀은 달다. 쓴 풀이 쓰고 단 풀이 달 때가 먹이기 좋을 때이다. 단맛이 나는 식물은 보통 탄수화물을 많이 함유하고 있어서 에너지 공급에 도움을 주고, 쓴맛이 나는 식물은 보통 미네랄과 비타민, 항산화제 등을 많이 함유하고 있어 영양균형이 잘 맞는다. 그의 농장은 초지와 방풍림과 연못이 적당히 어울려 근사한 생태계를 만들고 있었다. 풀을 바라보는 눈빛을 보면 그가 들판을 얼마나 아끼는지 알 수 있다. 그는 이렇게 말했다.

"그 어떤 것도 이것보다 더 아름다울 수는 없다고 생각합니다. 노랑, 분홍, 빨강, 초록이 어우러진 건강한 초원입니다. 자연이 이렇게 아름다울 수 있다는 것에 늘 감탄합니다. 풀이 환경에 유익하다는 점도 심리적으로 작용하는 것 같습니다. 평생을 이 일을 하다 보니 조금씩 제가 얼마나 깊게 자연에 속해 있는지를 실감하게 됐습니다. 저의 인생과 자연과 흙, 새, 벌, 이 모든 것이 연결돼 있고 그것을 아는 것이 가장 중요하다고 생각합니다."

행복한 소

밀튼 아서의 농장에서 가장 놀라운 경험은 밀튼 아서의 소떼를 구경하러 초지로 나갔을 때 일어났다. 초지에서는 막 잠에서 깨어난 소들이 아침식사를 하고 있었다. 우리가 소떼 근처로 다가가자 소들이 우리 쪽으로 모여들었다. 어떤 소는 카메라를 신기하게 쳐다보았고 어떤 놈은 내 바지 가랑이에 코를 들이대고 킁킁거렸다. 내 엉덩이를 지그시 밀치는 놈도 있었다. 우리는 팬들에게 포착된 한류스타처럼 삽시간에 소들에게 둘러싸였다.

어떤 농장에 가든지 소들은 사람을 경계했다. 간혹 호기심을 느껴 가까이 다가오는 송아지들도 있었지만 사람이 다가서면 흠칫 놀라 뒤로 물러났다. 그런데 이 농장의 소들은 강아지처럼 사람을 따르고 있었다.

"소가 이렇게 행동하는 것을 한 번도 본 적이 없습니다. 강아지 같네요."

내가 이렇게 말하자 밀튼 아서는 '소는 원래 사람에게 굉장히 친근한 동물인데 요즘은 동물이기보다는 상품처럼 취급되고 있습니다. 그게 문제일 뿐이죠'라고 시큰둥하게 대답했다.

소는 후각이 매우 발달돼 있기 때문에 냄새만으로도 많은 것을 알 수 있다. 말하자면 이 소들은 옷 냄새를 맡고 어떤 사람인지 알아보고 있는 중이었다.

"사람들이 절대로 이 소들을 해친 적이 없으니 이 소들도 사람을 무서워할 이유가 없는 것이죠. 소는 약 5천 년 전부터 사람과 함께 살아왔기 때문에 사람을 친근하게 느끼는 것이 당연합니다."

"우리를 궁금해 하는 건가요?"

"네. 사람이 주로 먹을 걸 갖다 주거나 좋은 일을 많이 해주기 때문에 어떤 좋은 일이 또 일어날지 궁금해 하는 거죠."

"제가 만져 봐도 되나요?"

"네. 천천히 쓰다듬어 주세요."

내가 소들의 머리와 목을 쓰다듬어 주자 소들도 좋아하는 것 같았다. 나는 그렇게 소들에게 둘러싸여 6월의 아침햇살을 받으며 푸른 초원을 바라보았다.

육식문화를 위한 제언

12

건강한 육식문화를 위해서는 두 가지 조건이 필요하다. 풀을 기반으로 한 가축사육, 그리고 현재의 인구를 먹여 살릴 만한 생산성이다. 목장주이며 심장전문의인 애슐리 박사는 '만약 현재 미국에서 피드롯을 모두 폐쇄하고 풀만으로 소를 기른다면 소고기 생산량은 어느 정도나 될까?'라는 질문에 대한 답을 하기 위해 미리 계산한 적이 있다고 한다. 그가 얻은 답은 현재의 약 30% 수준이다.

채식 대 육식, 선택은?

　동아프리카의 유목민 마사이족은 방대한 지역을 유랑했다. 1970년대까지만 해도 10만 명의 마사이들이 케냐 남부와 탄자니아 북부의 광활한 지역에서 전통적인 생활방식을 고수하며 살았다. 인류학자들은 마사이가 약 2천 년 전 수단 북부지역에서 현재의 위치로 이주해 온 것으로 추정하고 있다. 그들은 인접한 부족들과의 혼인을 거의 하지 않았고 결과적으로 뚜렷한 신체적 특징(키가 크고 마른 체격)을 유지하고 있다. 수 세기 동안 마사이는 동아프리카 지역에서 우월한 지위를 누렸다. 그들은 소떼를 지키는 것을 긍지와 의무로 여겼고 다른 부족의 소를 빼앗는 것도 서슴지 않았다. 그들은 신이 세상의 모든 소떼를 마사이에게 주었다고 믿었다. 그들은 한곳에 정주하는 것을 업신여겼고 지역 내의 농경부족들을 지배했다. 그들의 용기는 전설적이다. 가축을 맹수들로부터 지키는 데는 대단한 기술과 용기가 필요했다.

　전통적인 마사이 문화가 빠르게 사라지고 있지만 여전히 고립된 일부 지역에서는 원시적인 상태의 마사이들이 염소, 양, 소를 중심으로 살아가고 있다. 마사이는 관목류 방목을 하며 곡물은 전혀 재배하지 않는다. 우유는 이들의 주식이다. 대개는 발효해서 먹는데 우유가 충분할 경우 마사이 1인당 하루에 보통 1갤런 이상의 우유를 마신다. 건기에 우유가 부족하면 그들은 우유 대신 소의 목에 상처를 내서 소피를 마신다. 소 한 마리당 한 달에 한 번 정도 돌아가며 피를 내고 아물게 내버려 둔다. 이따금 그들은 많은 양의 고기를 먹는다. 보통 염소와 양고기다. 마사이는 채소를 먹지 않는다. 마사이의 우유는 일반적인 우유보다 유지방과 콜레스테롤이 더 많다. 그러나 전통 마사이는 혈중 콜레스테롤이 낮으며 심혈관 질환이나 다른 성인병이 없다.

아직까지 채식이 건강에 더 좋다는 통계적 증거는 없다. 평생을 채식을 유지한 사람들의 평균수명은 육식을 한 사람들과 거의 같았다. 현 시점에서 인류가 본래 채식에 더 적합한지, 육식에 더 적한한지를 따지는 것은 의미 없는 일이다. 진화의 맥락에서 인류는 육식과 채식의 증거를 모두 가지고 있다. 사람에게 송곳니가 있는 것은 육식의 증거이고, 긴 창자와 맹장은 채식의 증거이다. 구석기 유전자는 육식에, 신석기 이후 유전적 대응은 채식에 포커스를 맞추었다. 우리 몸은 어느 쪽이든 적응할 수 있다. 채식이냐 육식이냐의 문제는 자신이 좋아하는 것을 선택하면 될 일이다. 풀을 먹인 건강한 고기와 우유를 구할 수 있다면 아이에게 우유를 주고 이따금 고기를 배불리 먹는 일이 몸에나 환경에 나쁠 리 없다.

승자의 식탁

대학에서 어학을 전공한 나는 왜 인도유럽어족이 그토록 광활한 지역을 점령하게 되었는지 오랫동안 궁금했다. 인도유럽어족은 유라시아 서부, 남북아메리카, 오스트레일리아로 뻗어나갔다. 이 말을 사용하는 사람은 30억 명, 지구의 절반이다. 지리적으로 매우 가까운 이웃인 한국어와 일본어와 중국어가 사실상 모두 다른 어족에 속하고 한자를 제외하면 기본 어휘에서도 유사점이 거의 없다는 것과 비교해 보면 인도유럽어족에 속하는 언어들이 가지는 유사성은 놀라운 것이다. 영어, 독일어, 프랑스어, 이탈리아어, 스페인어 등은 모두 같은 뿌리의 말로서 숫자와 신체를 가리키는 어휘 등 기본 단어의 유사성이 대단히 강하다. 언어는 세월에 따라 변화하고 지리적 거리는 두 언어를 이질적으로 갈라놓는다. 그럼에도 멀리 떨어진 이탈리아어와 영어의 놀라운 유사성은 이 두 언어를 사용하는 집단이 같은 곳에 살았던 한 집단에 뿌리를 두고 있으며, 그들이 광활한 지역으로 퍼져나간 것이 그리 멀지 않은 과거에 발생한 사건이었음을 암시한다.

인도유럽어족의 모집단은 수도 적었고 차지한 땅도 넓지 않았을 것으로 추정된다. 그 당시에는 많은 민족 집단이 유라시아에 존재했지만 이 집단만 퍼져나가고 다른 집단은 그렇지 못했다. 인도유럽어족의 확장을 추동한 힘은 무엇이었을까? 무엇이 이 작은 민족을 유럽 전 지역으로 뻗어나가게 했을까?

인도유럽어족의 조상들에겐 뭔가 특별한 이점이 있었다. 초기 인도유럽계가 그렇게 팽창하기 위해서는 어떤 우위에 있어야 한다. 게다가 몇 천 년 동안 계속해서 팽창하려면 복제하기 어려운 것이어야 한다.

원-인도유럽계는 곡물농사에 능숙하지도 적응되어 있지도 않았다. 이들은 목축인이었다. 이들은 중동 최초의 농경중심지로부터 떨어져 있었다. 이들은 기술과 사회복잡성 면에서도 뒤떨어져 있었다. 수메르인들이 바퀴와 문자를 발명했을 때 이들은 말을 가축화하고 있었다. 인도유럽계의 팽창을 추진한 힘은 생물학적인 것이었다. 그것은 현재의 유럽인들에게 높은 빈도로 나타나는 락토오스(젖당) 내성 돌연변이다. 락토오스 내성은 소의 가축화라는 문화적 혁신의 결과였다. 이 변화가 중요한 것은 우유를 먹는 것이 고기를 먹는 것보다 생산성 면에서 훨씬 효율적이기 때문이다. 낙농업은 헥타르당 약 다섯 배 많은 칼로리를 생산한다. 낙농인들은 비낙농 목축인들보다 같은 면적에서 더 많은 식량을 생산하기 때문에 원-인도유럽계는 같은 양의 땅에서 더 많은 전사를 기르고 먹일 수 있었다. 그것이 팽창의 비결이었다.

원-인도유럽계 사람들이 우유를 먹기 시작한 이유는 집단에 닥친 식량부족 때문이었을 것이다. 우유에 적응하지 못한 사람들은 일찍 죽거나 자손을 남기지 못했다. 고통스러운 시간이 흐르고 마침내 집단이 우유에 적응하자 이들은 영양학적 생산성에서 큰 우위를 점할 수 있게 되었다. 동아프리카의 유목민인 반투족 역시 팽창했다. 낙타의 가축화에 의해 유발된 아라비아 반도의 락토오스 내성 돌연변이는 7세기와 그 이후 이슬람의 폭발적 팽창의 중요한 원인이 되었다. 징기스칸의 몽골제국도 말젖을 식량으로 삼았다. 이들은 인류의 주 무대인 초원의 지배자였다.

갑자기 원-인도유럽계의 이야기를 꺼내는 것은 서구식 식단이란 이름으로 전 세계에 퍼지고 있는 육식문화를 발생시킨 장본인인 미국인들의 식탁이 초심을 잃고 잘못된 방향으로 변질되었다는 것을 지적하기 위해서다. 원-인도유럽계는 소고기가 부족해서 우유를 먹었다. 지구촌의 육류 생산은 1만 년 전 유럽의 초원에서와 마찬가지로 지탱하기 어려운 가혹한 생산량을 부여 받은 끝에 옥수수로 눈을 돌렸다. 그리고 옥수수에 의존하여 파티는 계속되고 있다.

풀을 기반으로 한 육식문화를 위하여

건강한 육식문화를 위해서는 두 가지 조건이 필요하다. 풀을 기반으로 한 가축사육, 그리고 현재의 인구를 먹여 살릴 만한 생산성이다. 목장주이며 심장전문의인 애슐리 박사는 '만약 현재 미국에서 피드롯을 모두 폐쇄하고 풀만으로 소를 기른다면 소고기 생산량은 어느 정도나 될까?'라는 질문에 대한 답을 하기 위해 미리 계산한 적이 있다고 한다. 그가 얻은 답은 현재의 약 30% 수준이다.

결국 공은 소비자에게 넘어온다. 더 나은 품질의 고기를 위해 고기 소비를 현재의 3분의 1로 기꺼이 줄이는 소비자들이 얼마나 되는가의 문제이다. 풀 먹인 소고기를 찾는 소비자가 늘어난다면 시장은 풀 먹인 소고기의 공급을 확대할 것이고 자연스럽게 옥수수 축산은 줄어들 것이다. 고기의 소비를 줄이는 대신 우리는 마사이와 원-인도유럽계의 교훈에 따라 유제품 소비로 그 간격을 메울 수도 있다. 아마씨 사료를 먹인 중간 정도의 축산제품을 선택하는 소비자들도 있을 것이다. 풀을 기반으로 한 달걀과 닭고기도 마찬가지이다. 소비량을 조금 줄이는 대신 비만과 염증과 각종 암의 위험성이 훨씬 줄어든 달걀과 닭고기를 먹는 쪽을 선택할 소비자들은 생각보다 많을 것이다.

 나는 이제 우리가 먹는 축산제품이 왜 건강을 해치는 나쁜 음식이 되었는지 잘 알게 되었다. 건강한 축산제품이 가능하다는 확신도 얻었다. 이제 남은 몫은 나 자신을 포함한 소비자들의 것이다.

참고 문헌

재레드 다이아몬드, 〈총,균,쇠〉, 문학사상사, 1997
크리스토퍼 맥두걸, 〈본 투 런〉, 페이퍼로드, 2009
데이비드 몽고메리, 〈흙〉, 삼천리, 2010
박병성, 황보정, 〈오메가 지방산〉, 효일문화사, 1997
피에르 베일, 〈빈곤한 만찬〉, 궁리, 2009
마이클 로이젠, 메맷 오즈, 〈내 몸 사용설명서〉, 김영사, 2007
아트미스 시모포로스, 〈오메가 다이어트: 생명을 살리는 영양 프로그램〉, 따님, 2008
보이드 이튼, 〈구석기식 처방〉, 신일북스, 2007
그레고리 코크란, 〈1만년의 폭발〉, 글항아리, 2009
그렉 크리쳐, 〈비만의 제국〉, 한스미디어, 2004
마이클 폴란, 〈잡식동물의 딜레마〉, 다른세상, 2008
마이클 폴란, 〈마이클 폴란의 행복한 밥상〉, 다른세상, 2009
Susan Allport, The Queen of Fats, University of California Press, 2007
Robert Brown, Omega Six The Devil's Fat, Les Creux Limited, 2008

Loren Cordain, The Paleo Diet, Wiley, 2010

Judith A. DeCava, The Real Truth About Vitamins and Antioxidants, 1996

Mary Enig, Eat Fat Lose Fat, Hudson Street Press, 2004

Udo Erasmus, Fats That Heal, Fats That Kill, Alive Books, 1993

Sally Fallon, Nourishing Traditions, New trends Publ. 1999

Stanley A. Fishman, Tender Grassfed Meat, Alanstar, 2009

Weston Price, Nutrition and Physical Degeneration, Keats Publ. 1997

Ron Schmid, The Untold Story of Milk, New Trends Publishing, 2009

Mark Sisson, The Primal Blueprint, Primal Nutrition, 2009

Andrew Stoll, The Omega-3 Connection: The Groundbreaking Anti-depression Diet and Brain Program, Free Press, 2002

Gary Taubes, Good Calories, Bad Calories, Anchor, 2008

Gary Taubes, Why We Get Fat, Knopf, 2010

Karl Weber, Food, Inc, Public Affairs, 2009

Marcia Zimmerman, ADD Nutrition Solution, Owl Books, 1999

Royal Lee, "What is a Vitamin?" Applied Trophology, Aug 1956

Elizabeth Somer, "Vitamin C: A Lesson in Keeping An Open Mind", The Nutrition Report

Janice K. Kiecolt, "Depressive Symptoms, n-6:n-3 Fatty Acids, and Inflammation in Older Adults"

Bhattacharya A, "Effect of fish oil on bone mineral density in aging C57BL/6 female mice", 2007

Garaulet M, "Relationship between fat cell size and number and fatty acid composition in adipose tissue from different fat depots in overweight/obese humans"

Thomas Ruf and Walter Arnold, "Effects of polyunsaturated fatty acids on hibernation and torpor: a review and hypothesis", University of Veterinary Medicine, Vienna, Austria

Laasonen M, Hokkanen L, Leppämäki S, Tani P, Erkkilä AT., "Fatty acids in adult dyslexia, ADHD, and their comorbid combination", Department of Psychology, University of Helsinki

Alexandra J. Richardson, "Omega-3 fatty acids in ADHD and related neurodevelopmental disorders"

Brian M Ross, "Omega-3 fatty acids as treatments for mental illness: which disorder and which fatty acid?" 2007

Cory SerVaas, Patrick Perry, "Good Fats For Mental Health", Saturday Evening Post Mar 02, 1999

Mamalakis G, "Depression and long chain n-3 fatty acids in adipose tissue in adults from Crete" 2006

Bourre J.M., "Roles of unsaturated fatty acids (especially omega-3 fatty acids) in the brain at various ages and during ageing", 2004

Laura J. Stevens, "Omega-3 fatty acids in boys with behavior, learning, and health problems", Department of Foods and Nutrition, Purdue University, 1995

Mats Johnson, "Omega-3/Omega-6 Fatty Acids for Attention Deficit Hyperactivity Disorder A Randomized Placebo-Controlled Trial in Children and Adolescents", Göteborgs University, Sweden, 2009